Natürlich gesund mit der Ölziehkur

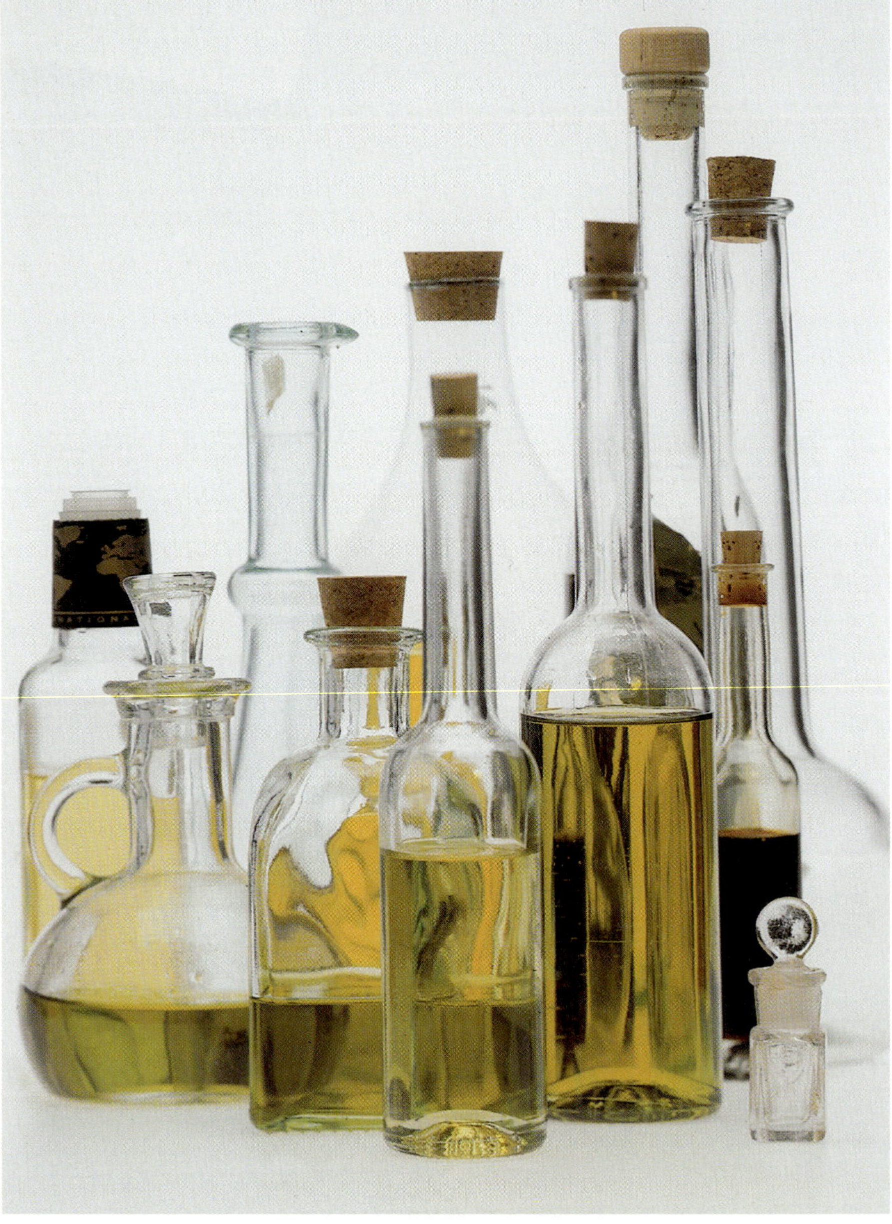

Linda Waniorek

Natürlich gesund mit der Ölziehkur

Sanft entschlacken bei vielen Beschwerden

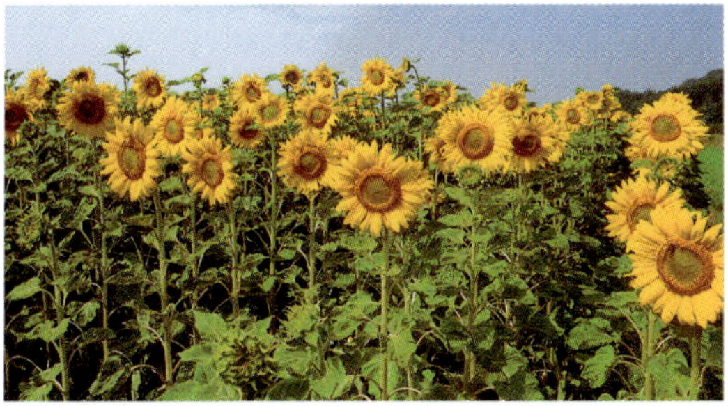

Den Körper von Stoffwechselgiften befreien
Die Abwehrkräfte steigern
Rezepturen für Ölauszüge und Mazerate
Mit Einkaufstips und Bezugsquellen

MIDENA

Die Autorin: Linda Waniorek ist freiberufliche Journalistin und Buchautorin mit dem Themenschwerpunkt Gesundheit.

Hinweis: Die Inhalte des vorliegenden Ratgebers sind sorgfältig recherchiert und erarbeitet. Dennoch kann aus rechtlichen Gründen weder von der Autorin noch vom Verlag eine Haftung oder Gewähr übernommen werden.

Die Deutsche Bibliothek – CIP-Einheitsaufnahme

Waniorek, Linda:
Natürlich gesund mit der Ölziehkur : sanft entschlacken bei vielen Beschwerden ; den Körper von Stoffwechselgiften befreien ; die Abwehrkräfte steigern ; Rezepturen für Ölauszüge und Mazerate ; mit Einkaufstips und Bezugsquellen / Linda Waniorek.
– Augsburg : Midena, 1999
ISBN 3-310-00604-2

Midena Verlag, Augsburg

Lektorat: Franz Leipold
Redaktion und Produktion: Hampp Verlag, Stuttgart
Umschlaggestaltung: S / L Kommunikation
Umschlagfotos: Stock Food / Susie Eising (großes Foto); Stock Food / S. & P. Eising (Einklinker)
Fotos: agrar press: 27; Informationsbüro Soja Öl: 92; Informationsgemeinschaft Olivenöl: 14, 30, 31; mt-color: 25, 57, 75; PhotoPress: 2, 8, 9, 17, 19, 24, 35, 47, 54; Schädel, Thomas: 41; Subramaniya, Krishna: 73; Suppelt, Anne: 38, 62, 87; Weser, Jutta: 52.
Satz: pws Print und Werbeservice Stuttgart
Druck und Bindung: Offizin Andersen Nexö, Leipzig – ein Betrieb der INTERDRUCK Graphischer Großbetrieb GmbH
Printed in Germany
ISBN 3-310-00604-2

Inhalt

Vorwort

Die Ölziehkur oder das Ölschlürfen oder Ölkauen stammt aus der russischen Volksmedizin. Das Ölziehen ist eine natürliche, erfolgreiche Methode, um Krankheiten und Beschwerden zu bekämpfen. Bedingt durch das zunehmende Interesse an natürlichen Heilmethoden findet die Ölziehkur auch bei uns immer mehr Anhänger und prominente Befürworter.

Bei der Ölziehkur findet über das Ölziehen eine wirksame Entgiftung des ganzen Organismus statt. So wird das Immunsystem gestärkt, Beschwerden klingen ab, Haut und Haare werden natürlich schön, Fingernägel bekommen einen besseren Aufbau und nicht zuletzt werden die Zähne strahlend weiß.

In diesem Buch erfahren Sie, wie Sie die Ölziehkur erfolgreich für Ihre Gesundheit einsetzen können, bei welchen Beschwerden und Krankheiten sie hilfreich ist und wie sie kosmetisch auf unseren Körper wirkt.

Die Ölziehkur (Araschid) hat bereits eine lange Tradition. Sie ist verwurzelt in der russischen – genauer der ukrainischen – Volksheilkunde, die auch heute noch angewendet wird. In der russischen Volksmedizin war und ist die Ölziehkur ein wirkungsvolles Mittel, Krankheiten vorzubeugen, sie zu heilen und das allgemeine Wohlbefinden und die Leistungsfähigkeit zu heben. Der Vorteil der Ölziehkur lag besonders in früheren Zeiten darin, daß es eine einfache, preisgünstige Methode war, die auch von der armen Bevölkerungsschicht zur Erhaltung und Wiederherstellung der Gesundheit eingesetzt werden konnte. Auch benötigt man kein besonderes Wissen über Heilkräuter und Behandlungsmethoden.

In anderen natürlichen Behandlungsmethoden wird die Ölziehkur beispielsweise in Form von Gurgeln mit Pflanzenölen oder ähnlichen Methoden angewendet.

Im Zuge der »Wiederentdeckung« der natürlichen Heilmethoden fand auch die Ölziehkur das Interesse der Menschen, die ihren Körper und ihren Geist auf natürliche Weise gesund erhalten wollen.

Zur Ölziehkur gibt es verschiedene Thesen. So erklären einige Befürworter, daß die Wirkung einzig darauf beruht, daß Krankheitserreger vom Öl aufgenommen werden und so besser ausgeschieden werden können.

Eine andere Argumentation für die Wirksamkeit der Ölziehkur ist, daß die Sonnenblumen besonders viel Sonnenenergie aufnehmen, die dann vom Sonnenblumenöl an die Schleimhäute im Mund und damit an den gesamten Körper abgegeben wird. Eine These, die auch Einstein in seiner Quantentheorie verfolgt. Er nennt die Sonnenstrahlen (Solarenergieteilchen) Photonen oder Lichtquanten. Die Photonen können sich an den ungesättigten Fettsäuren binden. So entstehen »lebendige« Nahrungsmittel – Lebensmittel. Diese können unsere Körperzellen besser aktivieren und aufbauen als sogenannte »Industrienahrung«.

Im Frühjahr 1999
Linda Waniorek

So führen Sie die Ölziehkur durch

Die Ölziehkur ist mit geringem Aufwand durchführbar – täglich 10–15 Minuten reichen aus, um den Körper zu entgiften und die Abwehrkräfte zu stärken.

Die Durchführung der Ölziehkur ist denkbar einfach: Nehmen Sie jeden Morgen nach dem Aufstehen einen Eßlöffel Pflanzenöl in den Mund – auf nüchternen Magen, weil der Körper dann nicht durch zusätzliche Verdauungsarbeit belastet ist und die Giftstoffe besser ausscheiden kann. Besonders gut geeignet ist kaltgepreßtes Sonnenblumenöl; es wird bei geschlossenem Mund hin und her bewegt, durch die Zähne gezogen und mit einer Art Kaubewegung im Mundraum verteilt – auf keinen Fall dürfen Sie es schlucken. Dieser Vorgang sollte etwa 10–15 Minuten lang ausgeführt werden. Im Verlauf des Ölziehens verdünnt sich das Öl und wird milchig-trüb – ein deutliches Anzeichen dafür, daß man auch wirklich lange genug gezogen hat. Anschließend spucken Sie das Öl wieder aus, spülen den Mund gut mit warmem Wasser aus und reinigen sorgfältig die Zähne.

Publik wurde die Anwendung der Ölziehkur erstmals 1991 durch einen Artikel des russischen Arztes Dr. Karach in einer medizinischen Fachzeitschrift. Das Verfahren ist preiswert und unkompliziert anzuwenden.

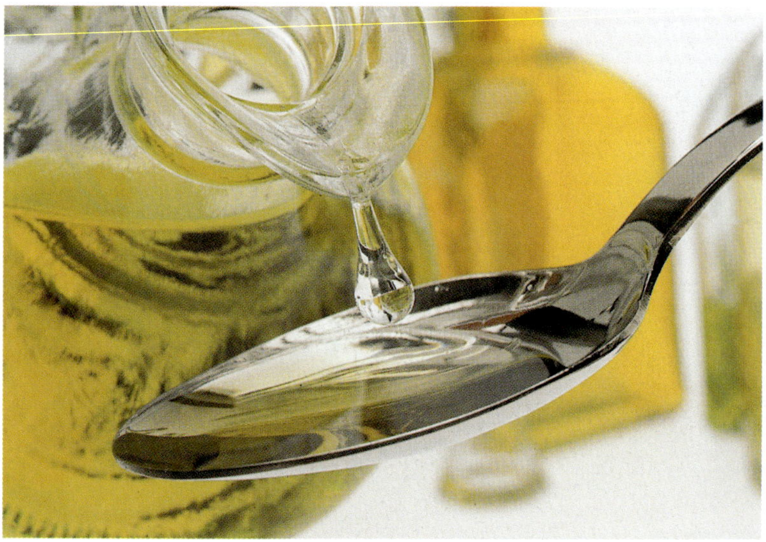

Was passiert mit dem Öl im Mund?

Halten Sie das Öl während der Prozedur ständig in Bewegung, damit alle Bereiche des Mund- und Rachenraumes ausreichend und gleichmäßig mit dem Öl in Berührung kommen. Nutzen Sie diese Zeit des geruhsamen Ölziehens zur Entspannung und beobachten Sie den Vorgang. Nach kurzer Zeit merken Sie, wie Sie für das Ölziehen immer weniger Kraft benötigen, denn das Öl wird von Minute zu Minute flüssiger. Das zu Beginn des Ölziehens als reines Öl vorliegende Pflanzenöl wird nach und nach von den Inhaltsstoffen des Speichels emulgiert, so daß sich nicht nur öllösliche, sondern auch wasserlösliche Schadstoffe im Öl anreichern können. Hierzu gehören in erster Linie Stoffwechselprodukte schädlicher Bakterien, aber auch Krankheitserreger und andere schädliche Substanzen.

Das Öl muß im Mund ständig bewegt werden, damit es überall hin gelangen kann.

Das gezogene oder geschlürfte Öl muß auf jeden Fall ausgespuckt werden, da es mit für den Körper schädlichen Stoffen angereichert ist. Auch wenn Sie keine Erkrankung befürchten müssen,

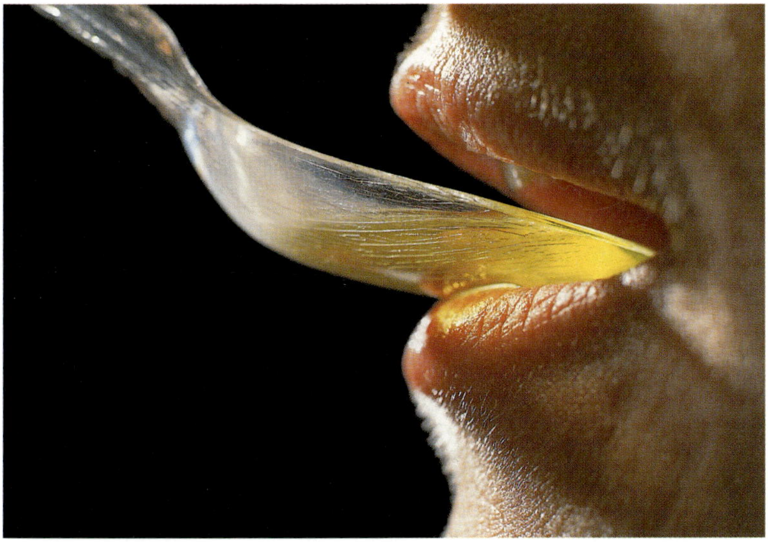

Das intensive Mundspülen entzieht der Mundschleimhaut schädliche Stoffe und verhindert damit, daß diese weiter in den Körper eindringen können. Die Ölziehkur wirkt vorbeugend und stärkt gleichzeitig den gesamten Organismus.

Spucken Sie das geschlürfte Öl auf jeden Fall wieder aus.

so wäre es dennoch eine zusätzliche unnötige Belastung für den Magen, wenn Sie das Öl herunterschlucken. Spucken Sie es in die Toilette oder ins Waschbecken; anschließend gut nachspülen und mit Reinigungsmittel putzen, damit Toilette und Waschbecken sauber bleiben.

Wenn man nach 10 – 15 Minuten das Öl ausspuckt, sieht man eine weiße Emulsion, die sich leicht wegspülen läßt. Im Waschbecken sind keine Ölflecken zu sehen, wie man sie bei der Verwendung von Pflanzenölen eigentlich erwarten würde. Dies ist darauf zurückzuführen, daß das Öl vollständig emulgiert ist.

Die Dauer macht's

Damit der Körper gründlich entgiftet wird, sollte die Ölziehkur mehrere Wochen lang angewandt werden.

Die Ölziehkur wird über einen längeren Zeitraum durchgeführt. Die Anwendungsdauer sollte sich über mehrere Wochen erstrekken, um eine gründliche Entgiftung und die Stärkung des Immunsystems zu erreichen. Morgens ist der beste Zeitpunkt, da sich während der Nacht viele Stoffe im Mundraum angereichert und zersetzt haben. Abends können Sie die Ölziehkur zusätzlich anwenden. So wird die Wirkung verstärkt. Eine noch häufigere Anwendung ist nicht nötig, Sie können aber auch mittags noch einmal Öl »schlürfen«. Es wird empfohlen, die Anwendung möglichst auf nüchternen Magen vorzunehmen.

Alternative Vorgehensweisen

Bei einer anderen Methode wird das Öl bereits nach wenigen Minuten ausgespuckt und anschließend die Ölziehkur mit neuem Öl fortgesetzt. Dazwischen braucht der Mund dann nicht gereinigt zu werden.

Beide Methoden haben ihre Vorteile. Die zweite Methode basiert auf der Annahme, daß das frische Öl mehr Schadstoffe aufnehmen kann. Eine optimale Aufnahme kann allerdings erst dann erfolgen, wenn das Öl vollständig emulgiert ist. Wenn Sie das Öl zu früh ausspucken und die Anwendung wiederholen, geht ein wichtiger Teil der Wirkung verloren. Nach einigen Anwendungen werden Sie ein Gefühl dafür kriegen, wann der richtige Zeitpunkt gekommen ist, um das Öl auszuspucken.

Auch wenn Sie mit Mineralwasser »nachschlürfen«, sollten Sie hinterher gründlich die Zähne putzen.

Teilweise wird dazu geraten, nach dem Ölziehen in gleicher Weise, allerdings nicht so lange, mit Mineralwasser oder destilliertem Wasser zu schlürfen, um wirklich alle wasserlöslichen Schadstoffe zu entfernen. Diese Methode wird nicht von allen Befürwortern der Ölziehkur empfohlen. Aber auch wenn Sie diese Methode bevorzugen sollten, ist eine anschließende gründliche Reinigung der Zähne unerläßlich. Von der Verwendung von destilliertem Wasser muß dringend abgeraten werden, weil es häufig von schlechter Qualität ist und Krankheitserreger enthalten kann.

Tricks beim Ölziehen

Manche Menschen empfinden den Ölgeschmack zu Beginn als sehr unangenehm und reagieren darauf sehr empfindlich, gelegentlich sogar mit Übelkeit oder einem leichten Brechreiz. Sie sollten erst einmal mit einer niedrigeren Dosierung starten und die Dosis von Tag zu Tag langsam steigern.

Pflanzenöle, die besonders dickflüssig sind oder Ihnen vom Geschmack her nicht zusagen, können Sie mit einem dünnflüssigeren, neutral schmeckenden Pflanzenöl mischen. Das erleichtert die Anwendung, und die Wirkung der eingesetzten Öle kann trotzdem genutzt werden. Wird diese Heilmethode richtig ausgeführt, haben einige Öle sogar einen angenehmen Nachgeschmack. Dies gilt insbesondere für Öle mit einem nußartigen Geschmack.

Verwenden Sie zu Beginn der Ölziehkur ein dünnflüssiges Öl.

Bei sensiblen Menschen kommte es nach dem Ölziehen häufig zu starker Speichelbildung. Verspannungen im Kopfbereich treten meist nur in den ersten Tagen auf, wenn Sie die Anstrengung durch die ungewohnte Bewegung über mehrere Minuten noch nicht gewöhnt sind.

Es empfiehlt sich daher auf jeden Fall, zu Beginn der Ölziehkur ein dünnflüssiges Öl zu verwenden. Sie können dieses dann nach und nach durch ein dickflüssigeres Öl ersetzen. Nach einigen Tagen verschwinden die Verspannungen in der Regel, da Sie sich an die neue körperliche Betätigung gewöhnt haben.

Das Gesunde mit dem Nützlichen verbinden

Da die erfolgreiche Anwendung doch einige Zeit in Anspruch nimmt, die gerade morgens nicht immer leicht aufzubringen ist, können Sie währenddessen viele Routinearbeiten ausüben, die Sie morgens auch sonst zu erledigen hätten, wie beispielsweise Duschen, Aufräumen oder Frühstückszubereitung. So hält sich der zusätzliche Zeitaufwand in Grenzen.

Unterstützende Maßnahmen während der Ölziehkur

Sie können die entgiftende Wirkung der Ölziehkur zusätzlich unterstützen, wenn Sie während dieser Zeit auf Alkohol und Nikotin verzichten. Trinken Sie statt dessen viel Mineralwasser, Säfte, Kräuter- und Früchtetees, die die Entschlackung vorantreiben. Auch Sport unterstützt die heilende Wirkung der Öle. Legen Sie am besten täglich eine halbe Stunde für Ausdauersportarten wie Joggen, Walking oder Radfahren ein. Hilfreich für die Kur sind außerdem Sauna- und Dampfbäder, da sie die Entgiftung des Körpers fördern.

Wissenswertes über Pflanzenöle

Schon früh haben die Menschen gelernt, Pflanzen mit ölhaltigen Samen, Saaten, Kernen, Keimen oder Früchten für sich zu nutzen und ihr Öl auszupressen. Für die Ernährung sind ca. 40 verschiedene ölhaltige Pflanzen geeignet. Aus jeder dieser Pflanzen läßt sich ein spezifisches Öl gewinnen, das sich in Geschmack, Farbe, Konsistenz, Fettgehalt sowie dem Gehalt an gesättigten und ungesättigten Fettsäuren von den anderen unterscheidet. Je nach Pflanze variiert der Ölgehalt zwischen 7 % und 70 %. Alle Ölsorten haben ihre speziellen Vorzüge und besonderen Anbaugebiete. Im Gegensatz zu heute war die Ölgewinnung früher noch sehr anstrengend.

Alle Ölsorten unterscheiden sich in Geschmack, Farbe, Konsistenz und im Gehalt an gesättigten und ungesättigten Fettsäuren voneinander.

Die Herstellung von Pflanzenölen

Die Ölgewinnung hat eine lange Tradition – heute werden die Ölfrüchte und -saaten industriell in Ölmühlen verarbeitet. In einem ersten Schritt werden die Ölsaaten gereinigt, gegebenenfalls geschält. Anschließend werden sie durch Brechen und Mahlen zerkleinert, um das Öl leichter aus den Zellwänden herauslösen zu können. Gewonnen wird das Öl aus der zerkleinerten Saat (durch Kalt- oder Warmpressung) oder Extrahieren. Das auf diese Weise gewonnene Rohöl wird für den Verzehr teilweise noch durch drei Reinigungsgänge (Entsäuern, Bleichen und Dämpfen) von unangenehmen Geruchs- und Geschmacksstoffen befreit. Man spricht bei diesen aufwendig gereinigten Ölen auch von raffinierten Ölen.

Übrigens: Die Herstellung oder Gewinnung von Pflanzenölen ist entscheidend für die Qualität der Öle. Man unterscheidet verschiedene Herstellungsverfahren. Für welches Öl Sie sich entscheiden, hängt letztendlich davon ab, welche Qualität Sie bevorzugen.

Die Qualität eines Pflanzenöls wird stark durch das Herstellungsverfahren beeinflußt.

Für die Olivenöl-Gewinnung werden die Oliven mit Schale, Fruchtfleisch und Kern zerkleinert, geknetet und mit großen Steinrädern zu einem öligen Brei zermahlen. In einer Zentrifuge wird schließlich das Wasser vom Olivenöl abgetrennt.

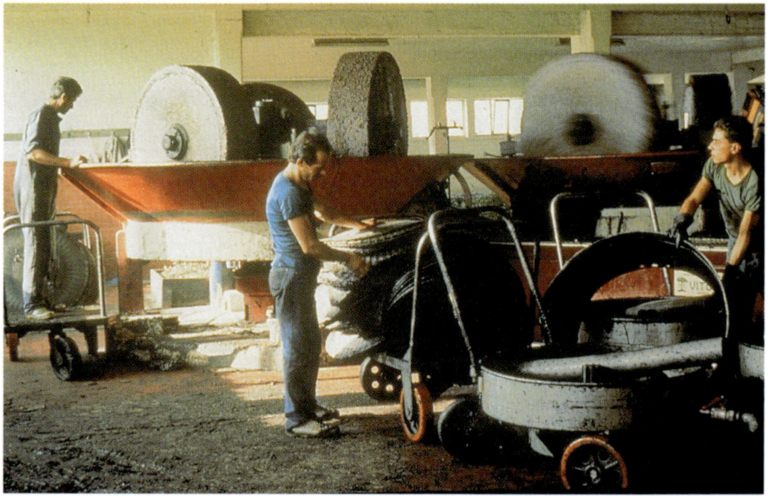

Naturbelassene Öle erhält man durch Kaltpressung, das schonendste Gewinnungsverfahren.

Kaltpressung

Kaltgepreßte Öle werden gewonnen, indem man die Ölfrüchte oder das Saatgut in Pressen zerkleinert. Dabei fließt das Öl ab. Durch das Pressen erhöht sich langsam die Temperatur, darf aber – um die Bezeichnung »kaltgepreßt« zu rechtfertigen – die Temperatur nicht überschreiten, die in der Natur durch die Sonne in den Samen oder Früchten erzeugt wird. Das kaltgepreßte Öl ist je nach Ausgangsprodukt mehr oder weniger naturtrüb. Um es zu klären, wird es filtriert, oder man läßt die Partikel absinken und zieht dann das klare Öl oben ab. Der Vorteil der Kaltpressung: Die Öle sind naturbelassen, weil ihre Inhaltsstoffe erhalten bleiben.

Die Ausbeute ist deutlich geringer als bei der Warmpressung oder Extraktion. Die Haltbarkeit der kaltgepreßten Öle ist begrenzt, das Haltbarkeitsdatum muß auf der Flasche angegeben sein. Kaltgepreßte Öle sollten in dunkle Flaschen abgefüllt und kühl gelagert werden. Pflanzenöle, die durch die erste, kalte Pressung gewonnen werden, haben eine eigene Identität, weil ihre Geruchs- und Geschmacksstoffe unverändert enthalten sind. Öle aus der ersten, kalten Pressung sind, besonders wenn sie in kleinen Mengen gepreßt und nicht mit anderen Ölen vermischt werden, geschmacklich sehr unterschiedlich. Der jeweils kennzeichnende, typische Geschmack ist das Ergebnis aus Anbaugebiet, klimatischen Verhältnissen und den Anbaubedingungen.

Kaltgepreßte Öle zeichnen sich durch einen individuellen Geschmack und Geruch aus.

Kaltgeschlagene Öle

Der Begriff »kaltgeschlagen« ist im Deutschen Lebensmittelbuch wie folgt definiert: »Speiseöle, die als kaltgeschlagen bezeichnet werden, sind nicht raffinierte Öle, die ohne äußere Hitzezufuhr gepreßt werden. Dabei werden im auslaufenden Öl Temperaturen bis zu 40 °C erreicht.«

Wirklich kaltgeschlagene Öle wird man heute nicht mehr erhalten; der Begriff »kaltgeschlagen« wird teilweise noch bei kaltgepreßten Ölen verwendet. Er bezieht sich auf die frühere Art der Ölgewinnung, bei der die Früchte oder das Saatgut zerkleinert und anschließend in Jutesäcke gegeben, gedrückt und geschlagen wurden, damit das Öl austreten konnte. Die Ausbeute bei diesem Verfahren war natürlich entsprechend gering.

Warmgepreßte Öle sind nicht mehr naturbelassen, da einige Inhaltsstoffe bei diesem Verfahren verloren gehen.

Warmpressung

Bei der warmem Pressung werden die Ölfrüchte oder Ölsaaten erwärmt. Dadurch wird die Ölausbeute deutlich erhöht. Man spricht dann allerdings nicht mehr von naturbelassenen Ölen, da Vitamine und andere Inhaltsstoffe beeinflußt werden können. Vitamine wie z. B. das Vitamin E zur Erhöhung der Haltbarkeit werden häufig nachträglich zugesetzt.

Extraktion

Da bei der Kaltpressung das Öl nicht vollständig gewonnen werden kann, wird der sogenannte Ölkuchen entweder mit einem preisgünstigen Öl oder mit Lösungsmitteln aufgegossen, erhitzt und erneut gepreßt. So kann die Ölausbeute deutlich erhöht werden. Das Öl unterscheidet sich in der Qualität von der ersten Pressung. Besonders bei der Extraktion mit Lösungsmitteln können Rückstände nicht immer ausgeschlossen werden, obwohl diese anschließend wieder entfernt werden.

Raffinierte Öle

Durch die Raffination können wertvolle Inhaltsstoffe des Öles verloren gehen.

Raffinierte Öle sind meist klar sowie fast farb- und geruchlos. Diese geschmacksneutralen Öle haben viel von ihrer natürlichen Beschaffenheit verloren. Bei der Herstellung werden die Inhaltsstoffe, auch feinste Trübstoffe, entfernt, die sich negativ auf die Haltbarkeit und Weiterverarbeitung auswirken können. Der Nachteil dieses Verfahrens ist, daß auch gesundheitsfördernde Stoffe – die normalerweise in Pflanzenölen enthalten sind – in ihrer Konzentration beeinflußt oder entfernt werden. Der wertvolle Vitamin-E-Gehalt wird dadurch beispielsweise um bis zu 20 % reduziert.

Die Qualität der Pflanzenöle

Die Qualität der Pflanzenöle hängt nicht nur von der Gewinnung ab, sondern auch von den Anbaugebieten, den klimatischen Verhältnissen, dem Reifegrad der Früchte oder Saaten bei der Ernte und den verschiedenen Anbaubedingungen (z. B. kontrolliert biologisch).

Beachten Sie die regelmäßig veröffentlichten Testergebnisse geprüfter Pflanzenöle.

Für die Verwendung bei der Ölziehkur sollten Sie nur auf ein qualitativ hochwertiges Öl zurückgreifen. Dies muß nicht unbedingt das Öl mit dem höchsten Preis sein – die Preisunterschiede bei gleicher Qualität sind oft sehr groß. Eine Hilfestellung bei der Wahl des Öles bieten regelmäßig veröffentlichte Testergebnisse, in denen die Qualität der verschiedenen Pflanzenöle beurteilt wird. Sie können sich aber auch an einen der zahlreichen Verbraucherverbände wenden.

Einkaufstips

Das Angebot an qualitativ hochwertigen Pflanzenölen ist sehr groß. Nicht nur in Reformhäusern und Naturkostläden, sondern auch in Supermärkten gibt es viele verschiedene Pflanzenöle in guter Qualität. Immer häufiger findet man bei uns auch kleine Ölmühlen. Sie haben sich meist auf ein paar wenige Öle spezialisiert, die sie selbst herstellen und deren Pflanzen sie teilweise auch anbauen.
Auch verschiedene Länder oder Regionen sind auf bestimmte Pflanzenöle spezialisiert; in vielen Gebieten werden deshalb entsprechende Pflanzen zur Ölgewinnung kultiviert. So können Sie beispielsweise in der Steiermark sehr gutes Kürbiskernöl kaufen, in Italien oder Spanien ist hervorragendes Olivenöl erhältlich. Informieren Sie sich auf jeden Fall einmal über die Möglichkeiten in Ihrer Nähe oder an Ihrem Urlaubsort ...

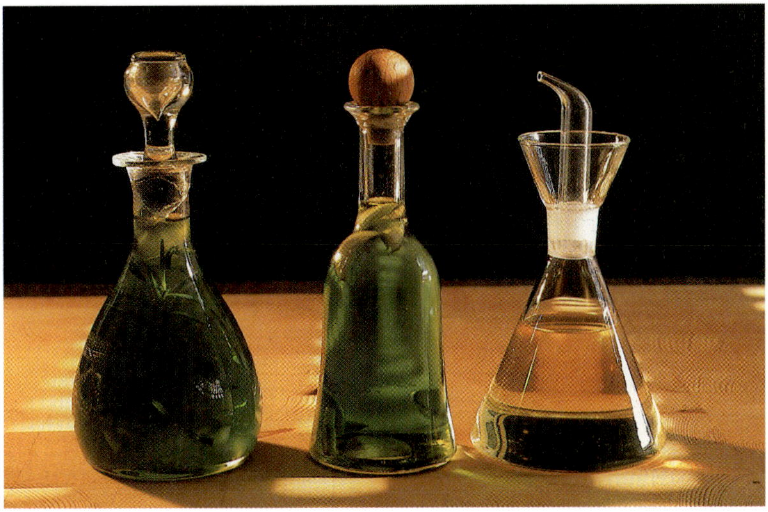

Viele Regionen haben ihre eigenen Pflanzenöl-Spezialitäten, wie z. B. Rosmarinöl (links) und Knoblauch-Olivenöl aus der Provence.

Pflanzenöle – wertvoll für unsere Gesundheit

Pflanzenöle sind regelrechte Multitalente.

Pflanzenöle wurden bereits in den alten Kulturen zur Gesundheits- und Schönheitspflege eingesetzt. In Kleinasien und im Mittelmeerraum entdeckte man in einigen Früchten, Nüssen und Samen schon vor Jahrtausenden den dickflüssigen Saft. Schnell erkannte man, welche außerordentlichen Kräfte in den pflanzlichen Ölen steckten.

Das »flüssige Gold« verlieh Energie und Widerstandskraft, förderte den Genesungsprozeß, verfeinerte Speisen und brannte in Opferschalen und Öllampen. Öl galt als die Essenz des Lebens. Priester und Könige, Brautpaare, Neugeborene und Sterbende wurden damit gesalbt. Es war Nahrungs- und Heilmittel zugleich und sollte die Götter gnädig stimmen. Darüber hinaus wurden pflanzliche Öle bereits sehr früh auch für die Schönheitspflege eingesetzt, da sie die Haut glatter und schöner machten. Im alten Ägypten wurden Ölivenöl und Flachs (Lein) angebaut und durch Pressung gewonnen. In Osteuropa war vor allem der Anbau von Raps verbreitet. Seit etwa dem 11. Jahrhundert wird in Deutschland Pflanzenöl gewonnen.

Pflanzenöle wirken sich günstig auf den Cholesterinspiegel aus, da sie gegenüber tierischen Fetten eine bessere Fettzusammensetzung haben. Sie sind cholesterinarm und reich an ungesättigten Fettsäuren.

Die Verwendung von pflanzlichen Ölen gewinnt heute wieder zunehmend an Bedeutung. Das Angebot ist groß und reicht von Distelöl über Sesamöl bis hin zu Walnußöl. Pflanzenöle werden gegenüber tierischen Fetten immer stärker bevorzugt, da sie eine ernährungsphysiologisch günstigere Fettzusammensetzung aufweisen. Pflanzliche Fette besitzen einen geringeren Anteil an gesättigten Fettsäuren als tierische, dafür einen höheren an (mehrfach) ungesättigten Fettsäuren. Für eine gesunde Ernährung spielt der Anteil an ungesättigten Fettsäuren eine entscheidende Rolle, da

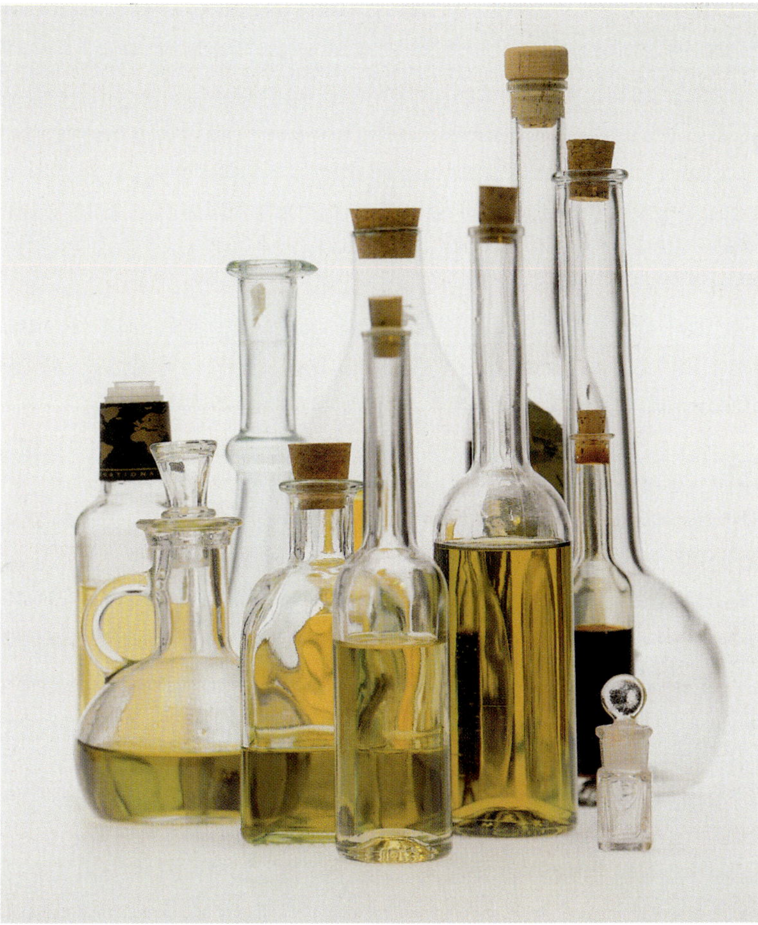

Pflanzenöle erfreuen sich wachsender Beliebtheit. Hochwertige kaltgepreßte Öle sind gesund, schmecken gut und pflegen die Haut. Das Angebot an Pflanzenöl-Sorten ist groß, jedes Öl verleiht den Gerichten eine individuelle Geschmacksnote.

Pflanzenöle äußerst cholesterinarm sind. Ein starker Verzehr von Lebensmitteln mit tierischen Fetten, in denen sich viele gesättigte Fettsäuren verstecken (z. B. in Käse, Fleisch- und Wurstwaren), sorgt dagegen für einen erhöhten Cholesterinspiegel.

Pflanzenöle führen dem Körper zudem lebenswichtige essentielle Fettsäuren zu, die entscheidend sind für ein gutes Funktionieren des Stoffwechsels.

Die Inhaltsstoffe der Öle

Pflanzliche Öle liefern wichtige Bestandteile unserer Ernährung, sie versorgen unseren Körper mit wertvollen Vitalstoffen. Zu den wesentlichen Inhaltsstoffen zählen: viele ungesättigte und wenig gesättigte Fettsäuren, Vitamine, Geschmacks- und Aromastoffe sowie Fettbegleitstoffe.

Pflanzliche Öle gehören zu den Fetten und sind, wie Kohlehydrate und Eiweiß, wertvolle Bestandteile unserer Ernährung. Sie versorgen unseren Körper mit lebenswichtigen Vitalstoffen. So gelangen zum Beispiel fettlösliche Vitamine nur mit Hilfe von Fettsäuren vom Darm in den Blutkreislauf. Darüber hinaus sind sie ein wichtiger Geschmacksträger für viele Geschmacks- und Aromastoffe. Die wichtigsten Inhaltsstoffe von Ölen sind gesättigte und ungesättigte Fettsäuren, Linolsäure, Linolensäure, Ölsäure, Palmitinsäure, Fettbegleitstoffe, Vitamine, Geschmacks- und Aromastoffe.

Fettsäuren

Die Fettsäuren sind die wichtigsten Bestandteile, sie liegen in den Pflanzenölen zum größten Teil als Triglyzeride vor, d.h. sie bestehen aus Glyzerin und drei Fettsäuren. Im menschlichen Körper werden sie von Enzymen in Fettsäuren und Glycerin gespalten und dann weiter abgebaut. In den pflanzlichen Ölen finden wir sowohl ungesättigte als auch gesättigte Fettsäuren.

Ungesättigte Fettsäuren

Viele ungesättigte Fettsäuren müssen dem Körper mit der Nahrung zugeführt werden.

Ungesättigte Fettsäuren sind für die Gesundheit unseres Körpers sehr wichtig. Daher werden Pflanzenöle oft auch nach ihrem Anteil an ungesättigten Fettsäuren ausgewählt. Man unterscheidet zwischen einfach und mehrfach ungesättigten Fettsäuren. Die meisten mehrfach ungesättigten Fettsäuren kann der Körper nicht selbst herstellen, sie müssen ihm mit der Nahrung zugeführt werden.

Linolsäure

Linolsäure ist eine zweifach ungesättigte Fettsäure. Unser Körper braucht sie für viele Stoffwechselprozesse. Da er sie nicht selbst herstellen kann, gilt sie als essentielle Fettsäure. Mehrfach ungesättigte Fettsäuren wie die Linolsäure werden häufig auch als Vitamin F bezeichnet. Auch die Bezeichnung Omega-6-Fettsäure setzt sich immer mehr durch. Es wird empfohlen, mit der Nahrung täglich ca. 10 g Linolsäure aufzunehmen.

Linolensäure

Linolensäure ist eine dreifach ungesättigte Fettsäure, die zu den essentiellen Fettsäuren zählt. Man findet sie auch in Kaltwasserfischen. Sie wird häufig als Omega-3-Fettsäure bezeichnet.

Ölsäure

Ölsäure ist eine einfach ungesättigte Fettsäure. Sie stellt einen wichtigen Bestandteil aller Pflanzenöle dar.

Gesättigte Fettsäuren können für einen erhöhten Cholesterinspiegel verantwortlich sein.

Gesättigte Fettsäuren

Sie stehen im Verdacht, den Cholesteringehalt im Blut erhöhen zu können. Auch pflanzliche Öle enthalten gesättigte Fettsäuren, wenn auch in einem erheblich geringeren Maße als tierische Fette.

Palmitinsäure

Palmitinsäure ist die klassische gesättigte Fettsäure in pflanzlichen Ölen. Sie hat praktisch keine gesundheitliche Bedeutung.

Fettbegleitstoffe

Fettbegleitstoffe sind Substanzen, die in den pflanzlichen Ölen zwar nur in geringer Konzentration vorkommen, für unsere Gesundheit und den Geschmack aber sehr wichtig sind.

Vitamine

Vitamine sind für den Stoffwechsel lebensnotwendig.

Vitamine sind für den menschlichen Körper essentielle Verbindungen, die er nicht selbst produzieren kann und die ihm daher mit der Nahrung zugeführt werden müssen. Bei Unterversorgung

Da der Körper Vitamine nicht selbst aufbauen kann, müssen sie ihm mit der Nahrung zugeführt werden.

kommt es zu Stoffwechselstörungen und Mangelerscheinungen. Kaltgepreßte Pflanzenöle enthalten eine Reihe lebenswichtiger Vitamine. Der Körper kann die Vitamine aus den Ölen nicht nur aus der Nahrung aufnehmen. Auch über unser größtes Organ – die Haut und Schleimhäute (z. B. die Mundschleimhäute) – können diese Vitamine aufgenommen werden.

Vitamin A

Ein idealer Vitamin-A-Lieferant: Sanddornöl.

Vitamin A und seine Vorstufen, unter anderem Carotin (Provitamin A), sind in einigen Pflanzenölen enthalten. Vitamin A wirkt sich äußerst vielfältig auf die Gesundheit aus: Es unterstützt den Körper bei der Abwehr von Krankheitserregern. Indem es die Schleimhäute feucht hält, hilft es bei Magenschleimhaut- und Bindehautentzündung, Gastritis sowie Entzündungen des Rachenraumes. Eine ausgesprochen reiche Vitamin-A-Quelle ist beispielsweise das Sanddornöl.

Pantothensäure

Pantothensäure (Vitamin B_5) ist ein wichtiger Bestandteil kaltgepreßter Pflanzenöle. Das für unser Aussehen wichtigste Vitamin der B-Gruppe wirkt auf Haut und Haare sowie auf die Fingernägel.

Vitamin E (Tocopherol)

Vitamin E schützt vor Freien Radikalen und vorzeitigem Altern.

Vitamin E ist einer der stärksten Radikalenfänger. Es schützt unseren Körper sowohl bei innerlicher als auch bei äußerlicher Anwendung vor Schädigungen durch Freie Radikale und verhindert vorzeitiges Altern.

Geschmacks- und Aromastoffe

Kaltgepreßte Pflanzenöle haben häufig einen typischen nussigen bis fruchtigen Geschmack. Er wird durch eine Vielzahl verschiedener Geschmacks- und Aromastoffe hervorgerufen. So erinnern die

Wichtige Inhaltsstoffe ausgewählter Pflanzenöle

Pflanzenöl	Linol-säure	Linolen-säure	Ölsäure	Vitamin E (Tocopherol)
Avocadoöl	**	*	***	**
Distelöl	***	**	**	**
Erdnußöl	**	*	***	**
Haselnußöl				**
Kürbiskernöl	***	**	*	***
Macadamia-nußöl	**	*	***	**
Maiskeimöl	**	*	***	***
Mandelöl	**	***	***	*
Olivenöl	*	*	***	*
Pistazien-kernöl				**
Sanddornöl	**	***	**	***
Schwarz-kümmelöl	***	*	*	**
Sesamöl	**	*	***	**
Sojaöl	**	***	**	**
Sonnen-blumenöl	***	*	**	***
Traubenkernöl	**		**	*
Weizenkeimöl	***	***	**	***

Die Angaben beziehen sich auf die durchschnittlichen Konzentrationen in frischen kaltgepreßten Ölen. Schwankungen sind möglich. * gering ** mittel *** hoch

Sekundäre Pflanzenstoffe können das Immunsystem stärken und das Risiko für viele Zivilisationskrankheiten senken.

Öle oft in Geschmack und Aroma an die Früchte oder Kerne, aus denen die Öle gewonnen werden. Raffinierte und wärmebehandelte Öle sind dagegen eher geschmacksneutral.

Öllösliche (lipophile) Wirkstoffe

Viele der Vitalstoffe, die unser Körper dringend braucht, sind öllöslich (lipophil), d. h. sie können nur gemeinsam mit einem Öl vom Körper aufgenommen und verwertet werden. Zu diesen Stoffen gehören nicht nur die öllöslichen Vitamine Provitamin A, Panthenol (ein Vitamin der B-Gruppe), Vitamin E (Tocopherol) und Vitamin F, sondern auch viele sogenannte sekundäre Pflanzenstoffe, die erst in letzter Zeit in das Interesse von Lehre und Forschung gerückt sind.

Man geht davon aus, daß pflanzliche Lebensmittel zwischen 5000 und 10 000 verschiedene sekundäre Pflanzenstoffe beinhalten. Nach einem Erfahrungsbericht der Deutschen Gesellschaft für Ernährung (DGE) tragen diese Stoffe dazu bei, das Krankheitsrisiko für Zivilisationskrankheiten wie beispielsweise Krebs oder Herz-Kreislauf-Erkrankungen deutlich zu senken. Die Pflanzenstoffe wirken sich darüber hinaus günstig auf das Immunsystem, Entzündungen und die Regulierung des Blutzuckerspiegels aus.

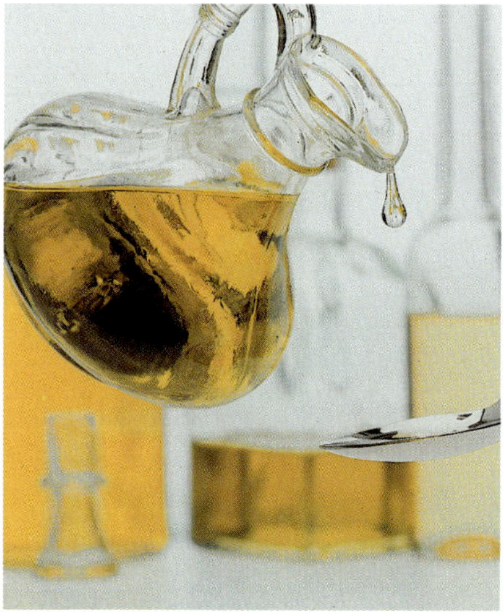

Zahlreiche Vitalstoffe können vom Körper nur in Verbindung mit Öl verwertet werden.

Um diese sekundären Pflanzenstoffe nutzen zu können, werden bei der Ölziehkur Mazerate verwendet.

Gesunde Öle von A bis Z

Die Anwendung der aus der russischen Volksmedizin überlieferten Ölziehkur basiert ursprünglich auf der Verwendung von Sonnenblumenöl. Denn dieses Öl ist sehr gesund, verträglich, ausreichend vorhanden – und vor allem preiswert. Heute verwendet man bei der Ölziehkur jedoch auch andere für den Körper gesunde Pflanzenöle.

Die Ölziehkur mit Sonnenblumenöl (russ. Araschid) hat ihren Ursprung in der russischen Volksmedizin. Heute kommen jedoch auch andere Pflanzenöle bei der Anwendung dieser Methode zum Einsatz.

Heilen mit der Kraft der Sonnenblume – Dr. Karach zufolge werden die Selbstheilungskräfte des Körpers durch Ölschlürfen mit Sonnenblumenöl mobilisiert. Krankheiten wie Bronchitis, Darmerkrankungen, Herzbeschwerden, Kopfschmerzen oder Magengeschwüre können vollständig kuriert werden. Darüber hinaus verbessert die Ölziehkur mit Sonnenblumenöl die Widerstandskraft des Organismus und verringert das Risiko eines Herzinfarkts.

In diesem Kapitel finden Sie weitere Pflanzenöle, die sich für die Anwendung einer Ölziehkur eignen. Bei den in diesem Buch vorge-

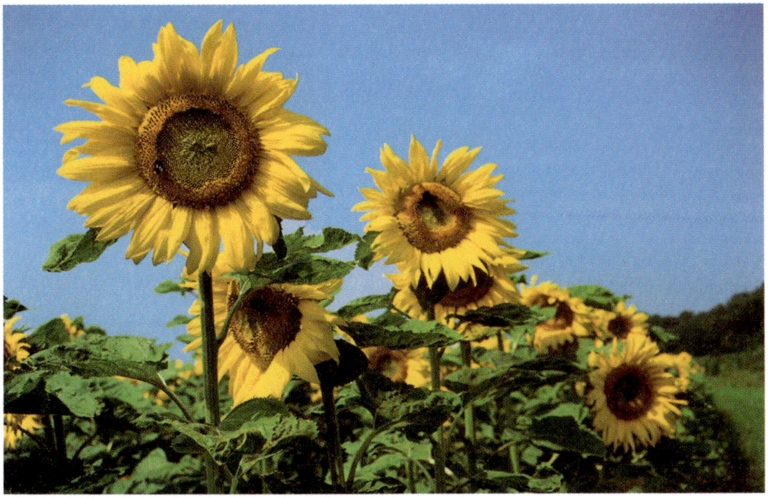

Heilen mit der Kraft der Sonnenblume – Dr. Karach zufolge werden die Selbstheilungskräfte des Körpers durch Ölschlürfen mit Sonnenblumenöl mobilisiert und damit auch die Widerstandskräfte des Organismus gestärkt.

Alle Pflanzenöle wirken entgiftend auf den Körper.

stellten Ölen handelt es sich um eine Auswahl – im Handel sind weitere Pflanzenöle von guter Qualität erhältlich, die auch für die Ölziehkur geeignet sind.

Da sich die verschiedenen Pflanzenöle hinsichtlich Konsistenz und Geschmack zum Teil stark voneinander unterscheiden, können Sie das Öl auswählen, das Ihnen geschmacklich am meisten zusagt bzw. am angenehmsten erscheint. Berücksichtigen Sie bei Ihrer Wahl des Öles aber auch die gewünschte Wirkung auf den Körper. Allen Ölen gemeinsam ist ihre entgiftende Wirkung.

Avocadoöl

Da Avocadoöl sehr fett ist, sollte es mit anderen Ölen gemischt werden.

Avocadoöl ist ein sehr fettes Öl und ähnelt in seinem Aufbau dem Hautfett. Es wird vielfach in der Naturkosmetik eingesetzt, hier vor allem bei Pflegeprodukten für trockene, alternde und schuppige Haut. In der Küche wird es verhältnismäßig selten verwendet. Dieses Öl sollte mit anderen Pflanzenölen gemischt werden, da es viele von Ihnen als zu fett empfinden dürften.

Die Verwendung von Avocadoöl in der Ölziehkur: Von klarer, gelblicher bis schwach grünlicher Farbe und mit mildem Geschmack wirkt Avocadoöl besonders gut bei reiferen Menschen. Für die Ölziehkur sollte es mit anderen Ölen, beispielsweise Distelöl oder Sesamöl, gemischt werden.

Distelöl

Distelöl wird aus den Samen einer aus Ägypten stammenden Pflanze, der Färberdistel (Färbersaflor), gewonnen und ist auch unter dem Namen Sofloröl erhältlich. Es wird häufig als Speiseöl verwendet und gehört zu den preisgünstigen Pflanzenölen. Distelöl eignet sich gut als Diätöl, weil sein hoher Anteil an Linolsäure günstig auf den Stoffwechsel wirkt und den Cholesterinspiegel senkt.

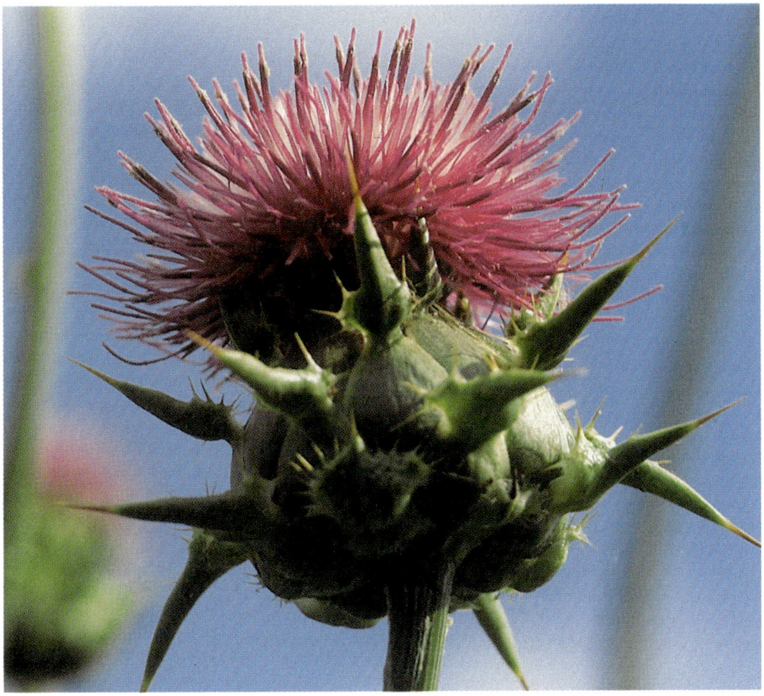

Distelöl beeinflußt den Stoffwechsel positiv und ist darüber hinaus sehr hilfreich bei Hautproblemen.

Die Verwendung von Distelöl in der Ölziehkur: Dieses Öl hat einen angenehmen, leicht frischen Geschmack. Es ist dünnflüssig und erleichtert dadurch die Anwendung. Aufgrund seiner guten Verträglichkeit ist Distelöl sehr gut für die Ölziehkur geeignet.

Erdnußöl

Das Erdnußöl wird aus den Samen (Erdnußkernen) der Erdnußpflanze hergestellt. Es ist klar, von blaßgelber Farbe und wird nicht so schnell ranzig. Im Gegensatz zu den Vereinigten Staaten werden Erdnußprodukte bei uns eher selten verwendet. Erdnußöl ist bei uns mittlerweile schon in vielen Feinkostabteilungen der Supermärkte erhältlich.

Die Verwendung von Erdnußöl in der Ölziehkur: Erdnußöl riecht und schmeckt intensiv nach Erdnuß. Es ist eher dickflüssig und kann gut mit geschmacklich herberen Ölen gemischt werden.

Haselnußöl

Haselnußöl ist häufig Bestandteil von Sonnenschutzmitteln.

Das Öl wird aus den Haselnüssen gepreßt. Es hat einen ausgesprochen würzigen Geschmack und wird in der Küche deshalb nur in kleinen Mengen verarbeitet. In der Hautpflege kommen Nußöle vor allem in Sonnenschutzmitteln zum Einsatz.

Die Verwendung von Haselnußöl in der Ölziehkur: Dieses Öl ist dünnflüssig und im Mund sehr angenehm. Wegen seines würzigen Geschmacks sollte es jedoch mit anderen Ölen gemischt werden.

Kürbiskernöl

Das dunkle, nussige Kürbiskernöl wirkt besonders gut im Nieren- und Blasenbereich.

Kürbiskernöl gehört zu den besonders wertvollen Ölen. Es wird aus Kürbiskernen gewonnen und hat eine dunkelgrüne bis dunkelgrünbraune Farbe. Kürbiskerne haben eine ausgezeichnete Wirkung auf den Nieren- und Blasenbereich sowie auf die Prostata. Diese Wirkung können wir auch mit dem Kürbiskernöl nutzen.

Die Verwendung von Kürbiskernöl in der Ölziehkur: Sein Geschmack ist sehr intensiv nussig und würzig. Da Kürbiskernöl ein dickflüssiges Öl ist, sollte es bei der Anwendung mit anderen Ölen gemischt werden. Es stärkt den Nieren- und Blasenbereich, aber auch den Herzmuskel.

Macadamianußöl

Die feinen und gehaltvollen Macadamianüsse gelten als Spezialität und zählen zu den besten Nüssen der Welt. Der Macadamiabaum ist unter anderem in Australien beheimatet – die Macamianuß wird auch als Australische Haselnuß bzw. Queenslandnuß bezeichnet. Ihr besonders feiner Geschmack findet sich auch im Macadamianußöl, das heute immer häufiger im Handel erhältlich ist.

Die Verwendung von Macadamianußöl in der Ölziehkur: Das gelbliche Öl hat einen ausgesprochen angenehmen Geschmack mit mildem Nußaroma. Außerdem ist es ein sehr dünnflüssiges Öl, mit dem sich die Ölziehkur besonders leicht durchführen läßt. Das ideale Öl für empfindliche Menschen und Anfänger.

Das Öl der Macadamianuß ist sehr dünnflüssig und besonders für empfindliche Menschen geeignet.

Maiskeimöl

Maiskeimöl wird aus den Maiskeimen gewonnen. Es ist geschmacksneutral und eignet sich wie alle Keimöle speziell für die kalte Verwendung.

Die Verwendung von Maiskeimöl in der Ölziehkur: Keimöle sind besonders wertvoll und vor allem für kalte Anwendungen geeignet. Deshalb sind sie für die Ölziehkur besonders empfehlenswert. Maiskeimöl ist ein ideales Öl für die Ölziehkur.

Mandelöl

Mandelöl gehört zu den klassischen Ölen in der Kosmetik und wurde schon im Altertum benutzt. Verwendet wird hauptsächlich das süße Mandelöl, das aus den Kernen des Mandelbaumes gewonnen wird. In der Küche wird es verhältnismäßig selten verarbeitet. Da es leicht ranzig wird, werden ihm oft Vitamin E oder vitaminhaltige Öle zugesetzt, um seine Haltbarkeit zu erhöhen.

Mandelöl läßt sich problemlos mit anderen Ölen mischen.

Die Verwendung von Mandelöl in der Ölziehkur: Das hellgelbe Öl ist neutral im Geruch. Der Geschmack ist mild-nussig und leicht bitter. Mandelöl ist geschmacklich sehr angenehm und dünnflüssig. Es eignet sich daher gut zur Durchführung einer Ölziehkur und kann auch problemlos mit anderen Ölen gemischt werden.

Olivenöl

Verwenden Sie kaltgepreßtes Olivenöl von guter Qualität.

Das Hauptanbaugebiet für Oliven ist der Mittelmeerraum. Für einen Liter Olivenöl benötigt man vier bis sieben Kilogramm Oliven. Die Oliven werden zur Ölherstellung noch unreif geerntet. Sie sind sehr empfindlich und müssen möglichst schnell weiterverarbeitet werden. Die Qualität des Olivenöls richtet sich nach der Pressung, der Sorte und dem Anbaugebiet. Der typisch fruchtige Olivenöl-Geschmack ist bei einigen Sorten herber und durchdringender, bei anderen Sorten milder. Dieses Öl hat eine lange Tradition in der gesundheitlichen Anwendung und eignet sich gut als Basisöl für Mazerate.

Die Verwendung von Olivenöl in der Ölziehkur: Olivenöl ist in der Ölziehkur das ideale Öl für alle Fans des mediterranen Lebensstils. Es hat eine grüne Farbe sowie einen sehr ausgeprägten Geschmack, den man einfach mögen muß. Aufgrund seiner dickflüs-

Olivenöl enthält viele ungesättigte Fettsäuren. Diese wirken sich äußerst positiv auf unseren Fettstoffwechsel aus, da sie den Gesamtwert von schädlichem Cholesterin im Blut senken, ohne dabei das »gute« HDL-Cholesterin anzugreifen.

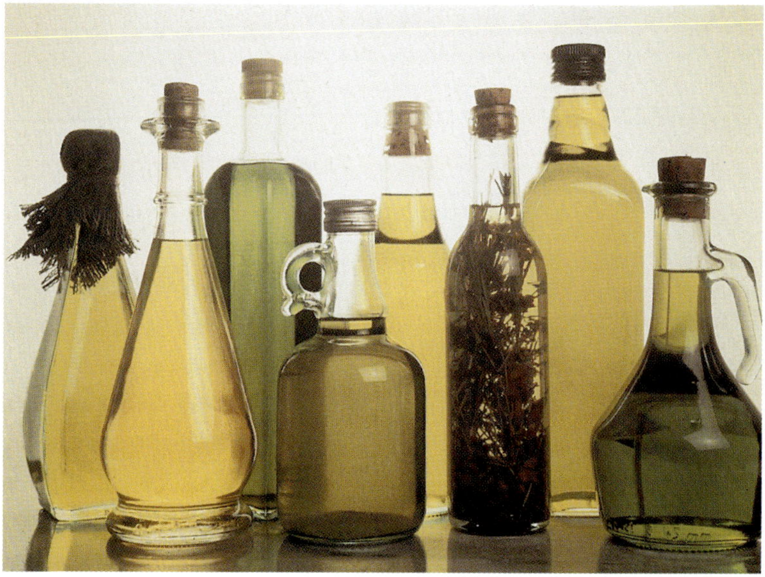

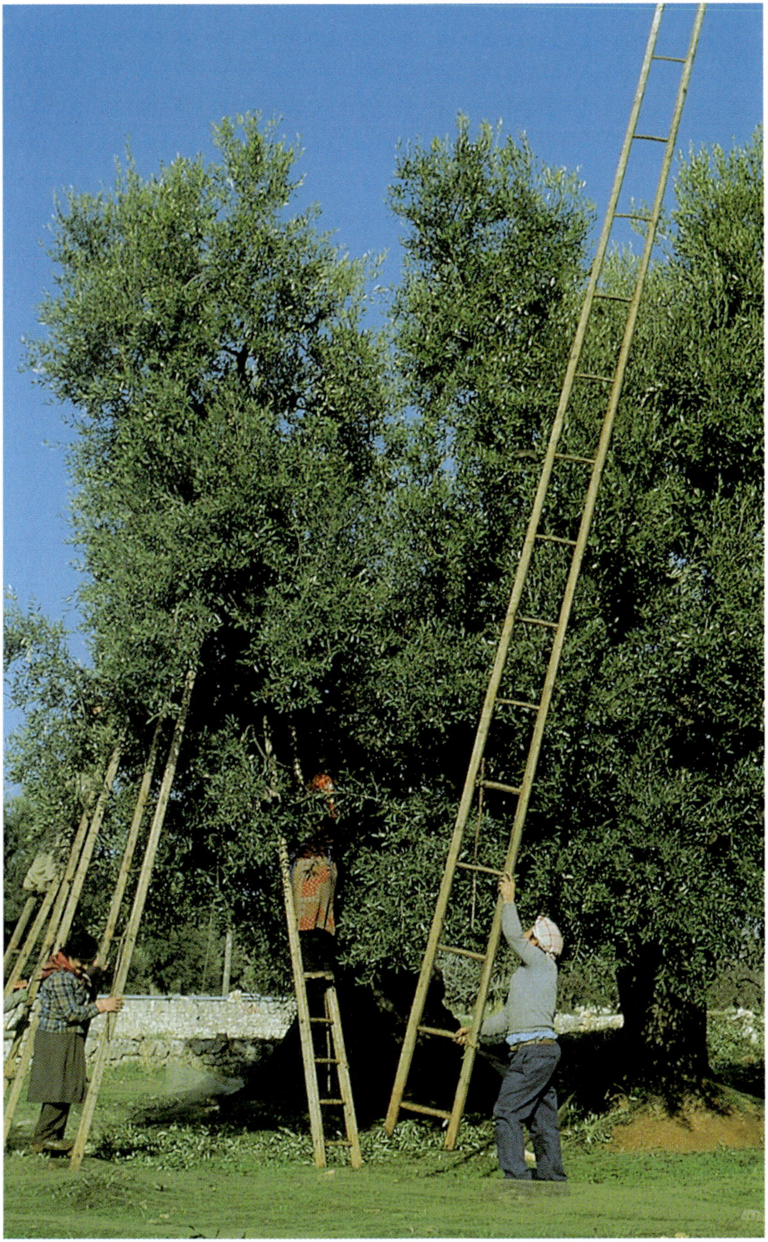

Bei einer traditionellen Olivenernte werden die Oliven entweder mit der Hand gepflückt oder mit Stöcken vom Baum geschlagen. Ein Pflücker kommt im Durchschnitt auf 15 Kilogramm Oliven pro Stunde, ein guter Olivenbaum kann bis zu 300 Kilogramm Oliven liefern.

sigen Konsistenz braucht man etwas mehr Kraft, um es durch die Zähne zu ziehen. Sie können es deshalb auch mit anderen Ölen mischen. Es ist ein ausgezeichnetes Öl zur Vorbeugung von Herz-Kreislauf-Beschwerden und eignet sich auch zur Regulierung von leicht erhöhtem Blutdruck.

Pistazienkernöl

Pistazienkeimöl ist sehr dünnflüssig und daher für empfindliche Menschen gut geeignet.

Noch wird das grüne Öl bei uns selten verwendet. Es lohnt sich jedoch, Pistazienkernöl auch einmal in der Küche auszuprobieren.

Die Verwendung von Pistazienkernöl in der Ölziehkur: Dieses Öl hat einen ausgesprochen angenehmen Geschmack. Dazu ist es sehr dünnflüssig, so daß sich die Ölziehkur besonders leicht durchführen läßt. Das ideale Öl für empfindliche Menschen sowie für Anfänger.

Sanddornöl

Sanddornöl enthält viele Vitamine und stärkt die Immunabwehr.

Sanddornöl wird aus der Sanddornbeere gewonnen. Bei uns wird weniger ihr Öl, dafür um so häufiger ihr Saft benutzt. Das Öl der Sanddornbeere ist orangefarben und verleiht Kosmetikprodukten einen leicht getönten Schimmer. Da Sanddornöl sehr vitaminreich ist und eine ausgezeichnete abwehrkräftigende Wirkung hat, wird es in der letzten Zeit immer häufiger eingesetzt.

Die Verwendung von Sanddornöl in der Ölziehkur: Das intensiv orangene Öl ist fruchtig-frisch im Geschmack. Es schützt die Haut vor Umwelteinflüssen und Zellschäden aufgrund übermäßiger Sonnenbestrahlung, die Hauterkrankungen oder sogar Hautkrebs zur Folge haben kann. Zusätzlich bewahrt es die Zellwände vor einer Zerstörung durch Freie Radikale und hilft außerdem bei Haut, die zu Ekzemen neigt. Sanddornöl wird übrigens auch von Menschen mit einer Citrusfrüchte-Allergie vertragen.

Schwarzkümmelöl

Die Schwarzkümmelpflanze gehört zu den Hahnenfußgewächsen. Sie wird bis zu 60 cm hoch. Es gibt verschiedene Schwarzkümmel-Sorten. Für die gesundheitliche Anwendung wird die Sorte *Nigella sativa* verwendet. Schwarzkümmelöl wird aus den Samen gepreßt.

Die Verwendung von Schwarzkümmelöl in der Ölziehkur: Schwarzkümmelöl ist ein dickflüssiges Öl mit frischem, herbem Geschmack. Aufgrund seiner Konsistenz ist das Spülen mit Schwarzkümmelöl etwas kraftraubender, für unsere Gesundheit aber erweist es sich in vielen Bereichen – besonders bei Allergien – als sehr wertvoll. Es ist gut geeignet zur Anwendung der Ölziehkur, bevorzugt gemischt mit anderen Ölen.

Nehmen Sie auf jeden Fall ein kaltgepreßtes Öl, weil darin alle wertvollen Inhaltsstoffe in ihrer Vielfalt enthalten sind.

Sesamöl

Sesamöl wurde bereits im Altertum verwendet, in Indien wird es gerne in der Hautpflege eingesetzt. Es wird aus Sesamsamen gepreßt und ist von schwach-gelblicher Farbe mit angenehmem Geruch und Geschmack. Sesamöl paßt hervorragend zu allen asiatischen Gerichten.

Die Verwendung von Sesamöl in der Ölziehkur: In der traditionellen ayurvedischen Ganzheitsmedizin wird Sesamöl zum Ölspülen verwendet. Es hat einen leicht nussigen, milden Geschmack und ist sehr dünnflüssig und damit besonders gut für die Ölziehkur geeignet.

Sesam ist die vermutlich älteste Ölpflanze. In Indien und China wird sie seit Jahrtausenden angebaut.

Sojaöl

Sojaöl wird aus Sojabohnen gewonnen. Die Sojabohne gelangte zu Beginn des 19. Jahrhunderts nach Nordamerika. Sie verfügt über einen außergewöhnlich hohen Nährwert und besitzt die einzig-

Sojaöl wird auch von Allergikern meist gut vertragen.

artige Fähigkeit, in rund 100 Tagen zu reifen – sie wird daher oft auch als »Wunderpflanze der Natur« bezeichnet. Die größten Anbaugebiete für Soja liegen in den USA.

Die Verwendung von Sojaöl in der Ölziehkur: Sojaöl ist ein hellgelbes, dünnflüssiges, fast geschmacksneutrales Öl, das sich ideal zur Ölziehkur eignet. Auch mildert es den herben Geschmack einiger anderer Öle. In der Regel wird es auch von Allergikern gut vertragen. Für die Verwendung in der Küche und für die Ölziehkur nimmt man die kalte Pressung.

Sonnenblumenöl

Die meisten Erfahrungen zur Körperentgiftung wurden bislang mit Sonnenblumenöl gemacht.

Sonnenblumenöl wird aus Sonnenblumenkernen hergestellt. Es ist eine besonders reiche Linolsäurequelle. Dieses Öl wurde bereits von den Indianern Südamerikas verwendet. Heute liegen die wichtigsten Anbaugebiete in den Balkanländern, in Frankreich und Rußland.

Die Verwendung von Sonnenblumenöl in der Ölziehkur: Sonnenblumenöl ist der Klassiker in der Ölziehkur. Es hat einen fruchtigen Geschmack und ist hellgelb. Zu diesem Öl liegen die meisten Erfahrungswerte zur Entgiftung des Körpers vor. Sie können Sonnenblumenöl allein, aber auch mit anderen Pflanzenölen gemischt anwenden.

Traubenkernöl

Traubenkernöl schmeckt besonders angenehm.

Traubenkernöl wird aus den Kernen der Trauben gewonnen und hat besonders hautpflegende Eigenschaften.

Die Verwendung von Traubenkernöl in der Ölziehkur: Es hat eine helle, leicht grünliche Farbe und einen leicht nussigen, milden Geschmack. Traubenkernöl eignet sich durch seinen besonders angenehmen Geschmack für die Anwendung in der Ölziehkur.

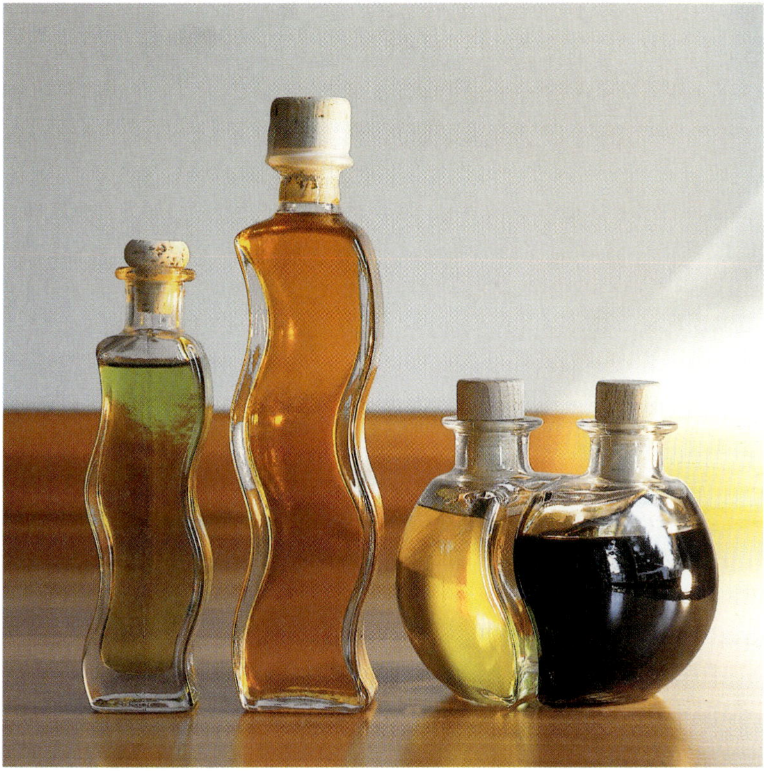

Auswahl verschiedener, hochwertiger Pflanzenöle: Sonnenblumenöl, Weizenkeimöl, Sojaöl und Kürbiskernöl (von links nach rechts).

Weizenkeimöl

Weizenkeimöl wird aus den Weizenkeimen gewonnen und enthält besonders viel natürliches Vitamin E. Durch den außergewöhnlich hohen Vitamin-E-Gehalt wird es nicht so schnell ranzig. Es sollte in der Küche seines intensiven Geruchs wegen mit anderen Ölen gemischt werden.

Weizenkeimöl riecht sehr intensiv. Mischen Sie es mit anderen Ölen.

Die Verwendung von Weizenkeimöl in der Ölziehkur: Das blaßgoldgelbe, dickflüssige Weizenkeimöl ist ein besonders wertvolles Öl. Es ist gut verträglich und angenehm kräftig im Geschmack. Zur Ölziehkur mischt man es mit einem preisgünstigen neutralen Öl.

Der Einsatz von Mazeraten für die Ölziehkur

Bei Mazeraten handelt es sich um Pflanzenöle mit Auszügen von Kräutern oder Heilpflanzen. Diese werden in Öl teilweise für einige Zeit der Sonne ausgesetzt. Durch die Mazeration werden die öllöslichen (lipophilen) und hochwirksamen Inhaltsstoffe der Pflanzen herausgezogen und so für die Verwendung in der Ölziehkur aufgeschlossen: Sie gehen in das Öl über.

Dies sind nicht nur die wertvollen Pflanzenfarbstoffe, von denen man heute weiß, daß sie eine besonders ausgeprägte Wirkung auf unsere Gesundheit haben, sondern auch viele andere wertvolle Inhaltsstoffe.

Was Mazerate so besonders wertvoll macht, ist die Tatsache, daß in ihnen die Wirkkräfte von Heilpflanze und Öl vereinigt sind. Zu den wichtigsten Mazeraten zählen Johanniskrautöl, Calendulaöl, Arnikaöl oder Aloe-vera-Öl.

Die auf diese Weise herbeigeführte Verbindung der Wirkkräfte sowohl des Öls als auch der Heilpflanze machen die Mazerate so wertvoll für die innerliche wie auch für die äußerliche Anwendung. Als Basisöl verwendet man ein möglichst neutrales Pflanzenöl, beispielsweise Sojaöl oder Mandelöl; oder ein Öl, das in seiner Wirkung zu der Wirkung der verwendeten Pflanzen paßt bzw. diese ergänzt, also zum Beispiel beruhigend, seelisch aufhellend, belebend oder schmerzlindernd.

Mazerate sind ebenfalls eine interessante Zutat zu ätherischen Ölen, die auch in der Ölziehkur Verwendung finden, indem sie den Pflanzenölen zugegeben werden. Einige Mazerate eignen sich besonders gut für die Anwendung in der Ölziehkur. Beachten Sie hierzu auch das Kapitel »Mazerate selbst herstellen« (siehe Seite 40).

Mazerate werden zur Anwendung in der Ölziehkur mit einem reinen Pflanzenöl verdünnt. Auf einen Eßlöffel Pflanzenöl geben Sie etwa 5 – 10 Tropfen des Mazerates.

Im Handel erhältliche Mazerate

Fertige Mazerate sind im Handel in großer Auswahl erhältlich. Die bekanntesten unter ihnen sind das Johanniskrautöl und das Ringelblumenöl (Calendulaöl).
Der Vorteil bei fertigen Mazeraten ist, daß sie ohne großen Arbeitsaufwand eingesetzt werden können und eine ausgezeichnete Wirkung aufweisen. Die pflanzlichen Basisöle sind auf die Kräuter und Pflanzen, aus denen die Mazerate hergestellt werden, abgestimmt und besonders gut verträglich. Kaufen Sie die Mazerate nur in bester Qualität.
Die in diesem Kapitel beschriebenen Mazerate sind für die Ölziehkur besonders zu empfehlen. Zusätzlich ist das Aloe-vera-Öl aufgeführt. Es wirkt sich positiv auf die Gesundheit aus, sollte aber nur äußerlich angewandt werden.

Aloe-vera-Öl

Die Aloe vera ist bekannt für ihre heilende, feuchtigkeitsbindende Wirkung und wird deshalb in der Kosmetik und bei der Behandlung von Wunden und Sonnenbrand oft eingesetzt. Aloe-vera-Öl hat eine heilende, schmerzstillende Wirkung und ist besonders hautverträglich. Besonders hervorzuheben ist seine ausgeprägte Wirkung gegen Strahlenschäden. Häufiger als das Öl wird übrigens das Aloe-vera-Gel verwendet.

Schmerzstillend, heilend und besonders sanft zur Haut: Aloe-vera-Öl.

Aloe-vera-Produkte können, je nach Herstellungsverfahren, eine abführende Wirkung haben. Deshalb sollten sie nur äußerlich angewandt werden, es sei denn, die innerliche Anwendung ist ausdrücklich angegeben. In diesem Falle sollte es in stark verdünnter Form verwendet werden: ein Tropfen Aloe-vera-Öl auf einen Eßlöffel Pflanzenöl.

Arnikaöl

Arnika wird meist äußerlich bei Zerrungen und Quetschungen verwendet. Innerlich wird heute wieder vermehrt der Arnikatee getrunken. Da die Arnika eine durchblutungssteigernde, kreislaufbelebende Wirkung hat, kann man ihr Öl auch – gemischt mit anderen Pflanzenölen – bei der Ölziehkur verwenden. Durch die durchblutungssteigernde Wirkung werden vermehrt Gift- und Schlackenstoffe ausgeschwemmt.

Das Öl der Ringelblume wirkt heilend und krampflösend.

Calendulaöl

Calendula (Ringelblume) ist als Heilpflanze bekannt und wird heute wieder sehr häufig verwendet. Ihre heilenden Wirkstoffe werden traditionsgemäß in Kosmetikprodukten zur Behandlung von

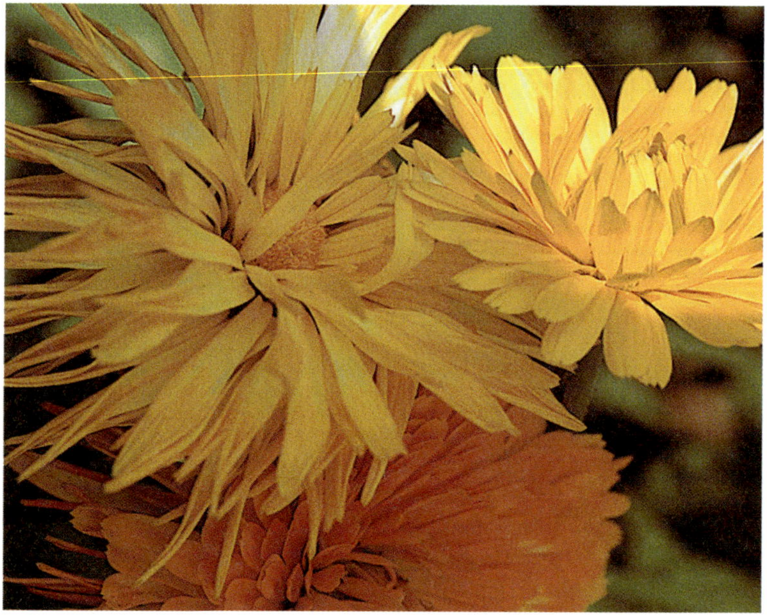

Die Ringelblume (Calendula officinalis) ist ein wahrer Tausendsassa unter den Heilpflanzen – kaum eine andere Pflanze kann so vielseitig eingesetzt werden wie sie.

Mazerate und ihre Anwendungsgebiete

	Aloe-vera-Öl	Arnikaöl	Calendulaöl	Johanniskrautöl
Allergien	***	*	**	**
Durchblutungsstörungen	**	***	**	*
Entzündungen	**	***	***	**
Gelenksentzündungen, Arthritis	*	***	***	**
Herzbeschwerden	*	**	*	***
Infektionskrankheiten	***	*	*	*
Kopfschmerzen	***	***	*	***
Nervosität	*	*	**	***
Reizbarkeit	*	*	**	***
Stoffwechselstörungen	**	**	*	*
Unruhe	*	*	**	***

* gute Wirkung ** starke Wirkung *** sehr starke Wirkung

Hautproblemen eingesetzt. Als Tee oder in Saftform wirkt sie beruhigend. Ihr Mazerat zeichnet sich durch eine kräftige Farbe von gelb bis orange aus. Calendulaöl wirkt heilend und krampflösend. Es wird bei der Ölziehkur mit reinen Pflanzenölen gemischt.

Johanniskrautöl

Johanniskraut wirkt ideal bei Nervosität und depressiven Verstimmungen.

Johanniskraut ist das Heilmittel schlechthin bei seelischen Problemen, Traurigkeit und Depressionen. Es wird immer dann angewendet, wenn die Seele entspannt und erhellt werden soll.

Bei der Ölziehkur eignet sich Johanniskraut immer dann, wenn Nervosität, Verspannungen und Schmerzen im Kopfbereich vorliegen.

Auch dieses Öl sollten Sie vor der Anwendung mit anderen Pflanzenölen mischen.

Mazerate selbst herstellen

Für die gezielte Anwendung von Mazeraten in der Ölziehkur kann es sinnvoll sein, einige Auszüge selbst herzustellen, damit Sie die verwendeten Mazerate ganz individuell auf Ihre Bedürfnisse abstimmen können.

Die eigene Herstellung ist einfach und problemlos, da die Natur uns eine Vielfalt an heilkräftigen Kräutern und Pflanzen bietet, die sich für den Einsatz in der Ölziehkur eignen.

Tips für die Herstellung von Mazeraten

Stellen Sie immer nur eine kleine Menge des jeweiligen Mazerates her. Es sollte innerhalb von 6 bis 8 Monaten verwendet werden, damit Sie wirklich eine gute Qualität haben. Mazerate können Sie auch für Kosmetikprodukte verwenden, bei einigen Pflanzen sogar in der Küche einsetzen. Tauschen Sie Mazerate auch im Bekanntenkreis untereinander aus. Dies gibt Ihnen die Möglichkeit, verschiedene Auszüge kennenzulernen.

Mazerate werden mit einem guten Speiseöl wie beispielsweise Sonnenblumen- oder Mandelöl hergestellt. Geben Sie die sauberen, trockenen Kräuter und Pflanzenteile locker in ein verschließbares, weites Glas. Gießen Sie soviel Pflanzenöl in das Glas, bis alle Kräuter oder Pflanzenteile bedeckt sind. Schwenken Sie das Glas vorsichtig hin und her, damit die Luftblasen nach oben steigen. Tip: Wenn Sie einige Male an das Glas klopfen, geht es schneller. Anschließend wird das Glas gut verschlossen. Stellen Sie es mindestens zwei Wochen in die Sonne. Dabei sollten Sie das Glas täglich kurz öffnen und etwas drehen, so daß alle Kräuter und Pflanzenteile der Sonne ausgesetzt werden. Nach etwa 5 Wochen ist das Mazerat fertig und kann über einem Kaffeefilter abgeseiht und in eine Flasche abgefüllt werden.

Lassen Sie den Ansatz etwa 5 Wochen stehen.

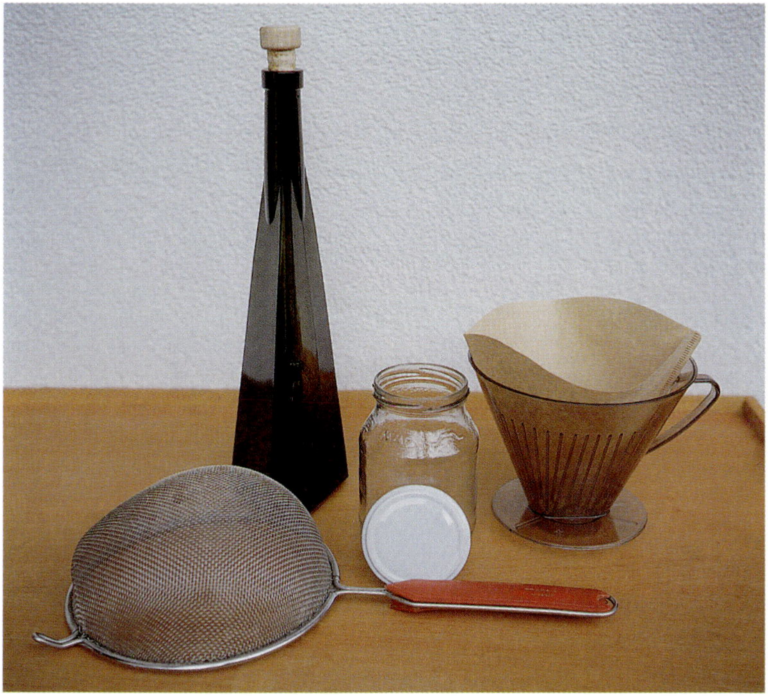

Zum Ansetzen von Mazeraten eignen sich weithalsige Gläser mit Schraubverschluß, z. B. Joghurtgläser. Für die Lagerung sollten Sie das fertige Mazerat in dunkle, luftdicht verschließbare Flaschen abfüllen.

Wichtig: Wenn Ihr Mazerat trüb erscheint, ist mit den Kräutern oder Pflanzen Feuchtigkeit ins Pflanzenöl gelangt und nur kurz haltbar. Sie müssen es sofort verwenden oder die Feuchtigkeit entfernen. Es besteht die Gefahr, daß das Mazerat schon während der Mazerationszeit verdirbt.

Eventuelle Feuchtigkeit können Sie entfernen, indem Sie etwa ein bis zwei Teelöffel Kochsalz in das zuvor abgeseihte Öl geben. Umrühren und etwas stehen lassen, damit das Salz die Feuchtigkeit aufnehmen kann. Anschließend noch einmal über einem Kaffeefilter abseihen. Sollte es immer noch trüb sein, den Vorgang wiederholen. Anschließend können Sie das Mazerat wie gewohnt weiterverwenden und aufbewahren.

Vorsicht bei der Verwendung von Wildkräutern

Wenn Sie Wildkräuter verwenden wollen, sollten Sie besonders darauf achten, daß diese nicht durch Umwelteinflüsse wie Straßenverkehr, Mülldeponie in der Nähe oder starke Düngung belastet sind. Sammeln Sie nur Kräuter, die Sie eindeutig erkennen können. Verzichten Sie im Zweifelsfall lieber auf die Verwendung.

Pflanzen und Kräuter für Mazerate

Aus den nachfolgenden Pflanzen und Kräutern können Mazerate hergestellt werden. Sie sind für den Einsatz in der Ölziehkur gut geeignet. Die aufgeführten Kräuter und Pflanzen können frisch oder getrocknet verwendet werden. Stark wasserhaltige Pflanzen, wie beispielsweise Karotten oder Tomaten, sollten getrocknet werden. Frische Kräuter oder Pflanzen müssen so bald wie möglich verarbeitet werden, am besten noch am selben Tag. Wenn eine schnelle Verarbeitung nicht möglich ist, empfiehlt sich das Trocknen.

Für die Herstellung von Mazeraten können frische oder getrocknete Kräuter bzw. Pflanzen verwendet werden.

Geeignete Pflanzen und Kräuter für die Herstellung von Mazeraten

Pflanze, Kraut	Wirkungen
Basilikum	appetitanregend, gegen Blähungen; hilft bei Kreislaufschwäche, Magenproblemen, Schlaflosigkeit und nervöser Unruhe
Brennessel	stoffwechselanregend; lindernd bei degenerativen Gelenkerkrankungen, Rheuma und Gicht
Kamille, echte	beruhigend, wundheilend; hilft bei Erkältungen und Unruhe
Karotte	zellschützend, verjüngend
Kümmel	magenberuhigend; hilft bei Frauenbeschwerden
Lavendel	beruhigend, entspannend, nervenschonend
Melisse	beruhigend; hilft bei Herzbeschwerden, Reizbarkeit und nervöser Unruhe
Nelke	hilft bei Zahnschmerzen
Rosmarin	anregend, durchblutungssteigernd, erfrischend, kreislaufstärkend
Salbei	beruhigend, krampflösend, schweißhemmend, wundheilend; hilft bei Erkältungen
Tomate	appetitanregend, zellschützend, verjüngend
Thymian	appetitanregend, krampflösend; hilft bei Magenproblemen und Erkältungen
Wacholder	appetitanregend; hilft bei rheumatischen Beschwerden und Nierenproblemen

Wenn Sie Kräuter und Pflanzen kaufen wollen, achten Sie darauf, daß diese aus kontrolliert biologischem Anbau stammen und von einwandfreier Qualität sind. Auch aus Anis, Fenchel, Vanille und Zimt lassen sich Mazerate herstellen, die köstlich schmecken und eine interessante Variante für die Ölziehkur darstellen.

Wie wirken Pflanzenöle und Mazerate bei der Ölziehkur?

Die bei der Ölziehkur eingesetzten Pflanzenöle und Mazerate schwemmen Giftstoffe aus dem Körper, stärken die Abwehrkräfte, unterstützen die entgiftenden Organe und erleichtern damit dem Körper die Aufnahme von Vitalstoffen.

Die komplexe Wirkung der Ölziehkur basiert auf verschiedenen, sich gegenseitig ergänzenden Wirkmechanismen. In ihrer Kombination sorgen sie für den überzeugenden Erfolg der Ölziehkur.
Durch die Ölziehkur werden

- Giftstoffe aus dem Körper ausgeschwemmt
- die entgiftenden Organe unterstützt und entlastet
- Vitalstoffe vom Körper aufgenommen
- die Abwehrkraft gestärkt

Entgiftung des Organismus

Welche Bedeutung unsere Haut als Ausscheidungsorgan für die Entgiftung des Körpers hat, ist schon lange bekannt. Sie kann durch ihre Tätigkeit die Nieren entlasten. Den feineren Schleimhäuten kommt in diesem Zusammenhang eine besondere Bedeutung zu. Über sie können sowohl Schadstoffe ausgeschieden als auch Vitalstoffe aufgenommen werden. Durch die Ölziehkur werden öllösliche (lipophyle) und wasserlösliche (hydrophyle) Gift- und Schlackenstoffe ausgeschieden, aber auch Krankheitserreger. Dazu werden sie zuvor im Pflanzenöl gebunden. Im Gegensatz zu Mitteln mit desinfizierender Wirkung zerstört die Ölziehkur die natürliche Mundflora nicht, sondern stärkt sie zusätzlich. So findet über die Mundschleimhaut eine wirksame Entgiftung des ganzen Körpers statt.

Unterstützung und Entlastung der entgiftenden Organe

Entgiftung ist neben der körpereigenen Abwehr eine der wichtigsten Funktionen. Deshalb haben unsere entgiftenden Organe täglich Schwerstarbeit zu leisten. Die Hauptbelastung entsteht oft durch ungesunde Lebensweise, falsche Ernährung und Krankheiten. Wenn die entgiftenden Organe überlastet sind, kann es zu schweren Erkrankungen kommen.

Durch die starke Entgiftungsfähigkeit der Ölziehkur werden Haut, Leber, Niere und Darm während der Dauer der Kur deutlich entlastet und haben die Möglichkeit, sich zu regenerieren. Sie gehen sozusagen in »Urlaub«. Dadurch wird ihre Funktion aufrechterhalten und gestärkt. Nur wenn die Entgiftung unseres Körpers einwandfrei funktioniert, ist unsere Leistungsfähigkeit und Lebensqualität gewährleistet.

Eine einwandfreie Körperentgiftung ist die Grundvoraussetzung für unsere Leistungsfähigkeit.

Aufnahme von Vitalstoffen

Neben der Möglichkeit, Stoffe über die Haut auszuscheiden, kann der Körper auch verschiedene Vitalstoffe über die Haut aufnehmen. Über die feineren Schleimhäute ist dies besonders schnell und wirkungsvoll möglich. Vitamine und Vitalstoffe werden aufgenommen, ohne daß dadurch unser Verdauungssystem belastet wird. Auch sekundäre Pflanzenstoffe, die in den letzten Jahren als hochwirksam erkannt wurden, können aufgenommen werden. Ein Beispiel hierfür ist das Lycopin, der öllösliche rote Farbstoff der Tomate, der unseren Körper besonders gut vor den Angriffen der gefährlichen Freien Radikale schützt.

Bei der Ölziehkur wird der Körper auf schonende Weise mit wichtigen Vitalstoffen versorgt. Die wichtigsten Vitalstoffe, die durch die Ölziehkur aufgenommen werden können, sind

- Linol- und Linolensäure
- Vitamine
- sekundäre Pflanzenstoffe

Bei der Ölziehkur werden wichtige Vitalstoffe über die Schleimhäute aufgenommen.

Wenn man die Ölziehkur mit Mazeraten durchführt (siehe Seite 36ff.), können auch die öllöslichen Wirkstoffe aus den verwendeten Pflanzen aufgenommen werden. Auf diese Weise wird die Wirkung der Pflanzenöle verstärkt.

Stärkung der Abwehrkräfte

Die Pflanzenöle sorgen bei der Ölziehkur nicht nur für die Ausscheidung von Schadstoffen und die Aufnahme von Vitalstoffen, sie stärken auch die körpereigenen Abwehrkräfte. Durch das Ölspülen wird die Durchblutung der Schleimhäute und des darunter liegenden Gewebes verstärkt.

Die Ölziehkur wirkt sich auch kosmetisch aus: Die Haut sieht besser und gesünder aus.

Kosmetik von innen

Auch aus kosmetischer Sicht ist die Ölziehkur zu empfehlen. Sie entlastet unsere Haut in ihrer Funktion als Entgiftungsorgan und läßt sie besser aussehen. Bei entzündlichen Prozessen führt sie ebenfalls zu einer Verbesserung des Hautbildes. Zudem ist die Haut Teil unseres Immunsystems und enthält Zellen, die spezielle Abwehrkräfte haben. Die äußere und innere Anwendung von Ölen unterstützt die Haut in ihren Funktionen. Um die Haut zu kräftigen und um sie auf die Belastungen des Winters vorzubereiten, empfiehlt sich eine Ölziehkur im Herbst. Damit die Haut sich nach der Kälteperiode wieder erholen kann, sollte die Ölziehkur auch im Frühjahr durchgeführt werden.

In einem gut durchbluteten Gewebe findet ein besserer Austausch der Stoffe statt – der Stoffwechsel wird angeregt, und es tritt eine Erwärmung auf. Diese Reize halten den Körper fit und stärken die Abwehr.

Können Öle und Mazerate bedenkenlos für die Ölziehkur eingesetzt werden?

Grundsätzlich sind Pflanzenöle und Mazerate für den Körper nicht schädlich und haben eine gute Wirkung. Verwendet werden nur pflanzliche Öle, die als Speiseöle geeignet sind. Auch die Kräuter, Gewürze und Pflanzen, die für die Mazerate verwendet werden, müssen für den Verzehr tauglich sein.

Die verwendeten Pflanzenöle und Mazerate müssen für den Verzehr tauglich sein.

Da bei der Ölziehkur das Öl nicht in den Magen gelangt, ist mit Problemen in der Regel nicht zu rechnen. Eine falsche Dosierung sowie bestehende Allergien können allerdings zu Problemen führen. Fragen Sie deshalb im Zweifelsfall Ihren Arzt oder Heilpraktiker.

Es handelt sich bei der Ölziehkur um eine Erfahrungsheilkunde, für die noch keine endgültigen wissenschaftlichen Erkenntnisse vorliegen. Zu einem Teil mag das auch daran liegen, daß beim Vorliegen von Testergebnissen keine wirtschaftlichen und finanziellen Interessen zu erwarten sind – Pflanzenöle gibt es eben überall, und sie sind verhältnismäßig preisgünstig.

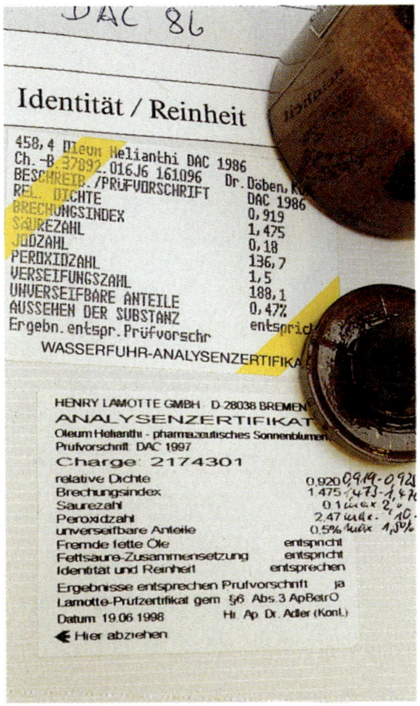

Die in diesem Buch angegebenen Tips und Ratschläge basieren auf der Erfahrungskunde der Ölziehkur unter Berücksichtigung der neuesten wissenschaftlichen Erkenntnisse über Pflanzenöle. Im Zweifelsfall sollte vorher immer ein Arzt aufgesucht werden.

Bei der Ölziehkur werden nur geprüfte pflanzliche Öle verwendet, die auch als Speiseöle geeignet sind.

Ätherische Öle zur Unterstützung der Ölziehkur

Ätherische Öle haben eine antibakterielle, viren- und pilzhemmende Wirkung.

Die Aromatherapie ist eine ideale Ergänzung zur Ölziehkur. Die ätherischen Öle haben je nach den Inhaltsstoffen des ausgewählten Öles eine antibakterielle, viren- und pilzhemmende Wirkung. Teilweise kann man diese Wirkung direkt bei der Anwendung der Ölziehkur nutzen, indem man die ätherischen Öle tropfenweise dem Pflanzenöl zusetzt. Diese Pflanzenölmischung wird dann wie gewohnt für die Ölziehkur verwendet.

Eine besonders interessante Variante ist, die ätherischen Öle tropfenweise in das Wasser zu geben, mit dem Sie den Mund vor und nach dem Zähneputzen ausspülen. So können die ätherischen Öle ihre Wirkung entfalten und verstärken die Leistung der Ölziehkur.

Die Verwendung ätherischer Öle

Verwendet werden die ätherischen Öle, die wir auch in der Küche zur Zubereitung der Speisen benutzen. Diese werden aus Kräutern, Gewürzen und Früchten hergestellt. Aber auch das Teebaumöl mit seiner ausgesprochen starken antibakteriellen Wirkung kommt zum Einsatz.

Verwenden Sie ätherische Öle nur in starker Verdünnung.

Ätherische Öle haben eine ausgeprägte Wirkung auf unsere Seele und unser zentrales Nervensystem. Deshalb spielt die Dosierung für unser Wohlbefinden eine wichtige Rolle, da es im Falle einer Überdosierung bei einer innerlichen Anwendung zu Reizungen der Mundschleimhäute kommen kann. Ätherische Öle werden nur tropfenweise und in starker Verdünnung mit den Mundschleimhäuten, also auch mit dem Mundraum, in Berührung gebracht, da es sonst zu Reizungen kommen kann. Äußerlich angewendet kann bei unsachgemäßer Dosierung auch eine gegenteilige Wirkung erzielt werden: Es können zum Beispiel Kopfschmerzen oder Schwindelgefühl auftreten. Einige ätherische Öle sollten von Schwangeren nicht angewendet werden, weil sie vorzeitig Wehen auslösen können (zum Beispiel Estragonöl). Schwangere sollten sich auf jeden Fall bei ihrem Arzt erkundigen, ob sie überhaupt und wenn ja, welche ätherischen Öle sie bedenkenlos anwenden dürfen. Auch bei Kindern sollten nicht alle ätherischen Öle zum Einsatz kommen. Hier sollte allein ein mit der Anwendung ätherischer Öle erfahrener Arzt oder Heilpraktiker entscheiden. Er kann Ihnen auch die richtige Dosierung empfehlen – denn sie sollte jeweils der Größe und dem Körpergewicht angepaßt werden.

Wenn Sie sich länger mit der Aromatherapie beschäftigt haben, dürfte es für Sie keine Schwierigkeit bedeuten, die jeweils richtigen ätherischen Öle für die verschiedenen Krankheiten bzw. Beschwerden auszuwählen. Verträglichkeit muß dabei gewährleistet sein und die von Ihnen gewünschte Wirkung sollte vorhanden sein – beispielsweise heilend, entzündungshemmend, entgiftend. Und schließlich spielt der Duft selbst auch eine Rolle, er sollte Ihnen auf jeden Fall angenehm sein. Bei der innerlichen Anwendung – dazu gehört auch die Anwendung im Mund- und Rachenraum – spielt die Qualität der ätherischen Öle eine große Rolle. Verwenden Sie also nur die beste Qualität. Folgende ätherische Öle eignen sich gut für die Anwendung in Kombination mit der Ölziehkur:

Von der Vielzahl der im Handel erhältlichen ätherischen Öle sind einige für den kombinierten Einsatz mit der Ölziehkur besonders empfehlenswert: Anis, Basilikum, Dill, Fenchel, Grapefruit, Lavendel, Mandarine, Melisse, Nelken, Oregano, Pfefferminze, Salbei, Rosmarin und Teebaum.

Anis

ist sowohl aus der Weihnachtsbäckerei als auch als wohlschmeckende Zutat bei Medikamenten gegen Erkältungen und Verdauungsbeschwerden bekannt. Anisöl regt die Verdauung an, steigert den Appetit, wirkt krampflösend im Magen-Darm-Bereich und beseitigt Blähungen.

Basilikumöl wirkt appetitanregend, herzstärkend, krampflösend und belebend.

Basilikum

ist nicht nur ein Gewürz aus der mediterranen Küche, es hat gleichzeitig eine appetitanregende, herzstärkende, krampflösende und belebende Wirkung. Im Duft ist Basilikum angenehm würzig und aromatisch. Epileptiker und Schwangere sollten Basilikumöl nicht verwenden.

Dill

ist ein beliebtes Küchengewürz, vor allem zum Einlegen von Gurken. Weniger bekannt ist seine stärkende Wirkung auf die Verdauung. Dillöl ist immer dann angezeigt, wenn durch die Ölziehkur der Verdauungstrakt aktiviert werden soll.

Fenchel

ist für seine positive Wirkung auf alle Erkältungsbeschwerden bekannt. Darüber hinaus wirkt er beruhigend, entspannend und abschwellend. Besonders hilfreich ist Fenchelöl bei allen Problemen im Kopfbereich.

Grapefruit

Die Grapefruit wirkt positiv auf Magen und Darm und regt die Verdauung an.

hat einen herben, frischen und fruchtigen Duft und Geschmack. Sie regt die Durchblutung an, wirkt hautstraffend, erfrischt und hilft gegen Niedergeschlagenheit. Die Grapefruit ist sehr gesund, da sie sowohl den Bitterstoff Naringin als auch den sekundären Pflanzenstoff Lycopen (rote Grapefruit) enthält.

Naringin regt, wie andere Bitterstoffe auch, die Verdauung an und wirkt damit auf den Magen-Darm-Trakt. Lycopen ist ein roter Pflanzenfarbstoff mit einem breiten Wirkungsspektrum. Er zögert die Zellalterung hinaus und gilt als besonders starker Radikalenfänger.

Neben dem ätherischen Grapefruitöl sollte begleitend zur Ölziehkur mehrmals in der Woche eine Grapefruit gegessen werden.

Lavendel

hat nicht nur den klassischen Lavendelduft, sondern auch eine stark heilende Wirkung. Lavendelöl wirkt beruhigend, harmonisierend und schmerzstillend.

Lavendel wird äußerlich angewandt und kann auf kleinere Verletzungen gegeben werden. Es brennt nicht und verhindert Entzündungen.

Lavendelöl beruhigt, harmonisiert und stillt den Schmerz.

Mandarine

hat einen angenehmen, ausgleichenden Citrusduft. Das ätherische Mandarinenöl wirkt auf den Menschen beruhigend und entspannend. Es ist bei allen Problemen angezeigt, die das Nervensystem und die Seele negativ beeinflussen.

Melisse

ist bekannt für ihre beruhigende, entspannende Wirkung. Sie ist bei allen nervösen Störungen, Verspannungen und Verspannungssymptomen angezeigt.

Gegen Nervosität und Verspannungen hilft Melissenöl.

Nelken

sind als Gewürz bekannt, aber auch als schmerzstillendes Hausmittel bei Zahnschmerzen. Nelkenöl ist für alle Entzündungen und schmerzhaften Symptome im Mund- und Rachenraum geeignet. Für Schwangere ist Nelkenöl nicht geeignet; sie sollten es nicht verwenden.

Oregano

Der wilde Majoran ist etwas würziger als unser Majoran aus dem Garten. Sein ätherisches Öl wirkt appetitanregend, nervenstärkend und ist auch bei Erkältungserkrankungen angezeigt. Oreganoöl kann die Wirkung der Ölziehkur verstärken, aber auch zusätzlich zur Unterstützung verwendet werden.

Ideal bei Erkältungskrankheiten: Pfefferminzöl.

Pfefferminze
hat einen kräftigen, frischen Duft. Das Pfefferminzöl entfaltet seine Wirkung besonders bei Erkältungsbeschwerden, Kopfschmerzen und Wetterfühligkeit. Es kann die Ölziehkur unterstützen oder zusätzlich in der Duftlampe verwendet werden.

Rosmarin
wirkt durchblutungssteigernd und desinfizierend. Er hat einen kräftigen, würzigen Duft. Rosmarinöl wird bei Durchblutungsstörungen, Erkältungen, Schweißausbrüchen und zur Stärkung

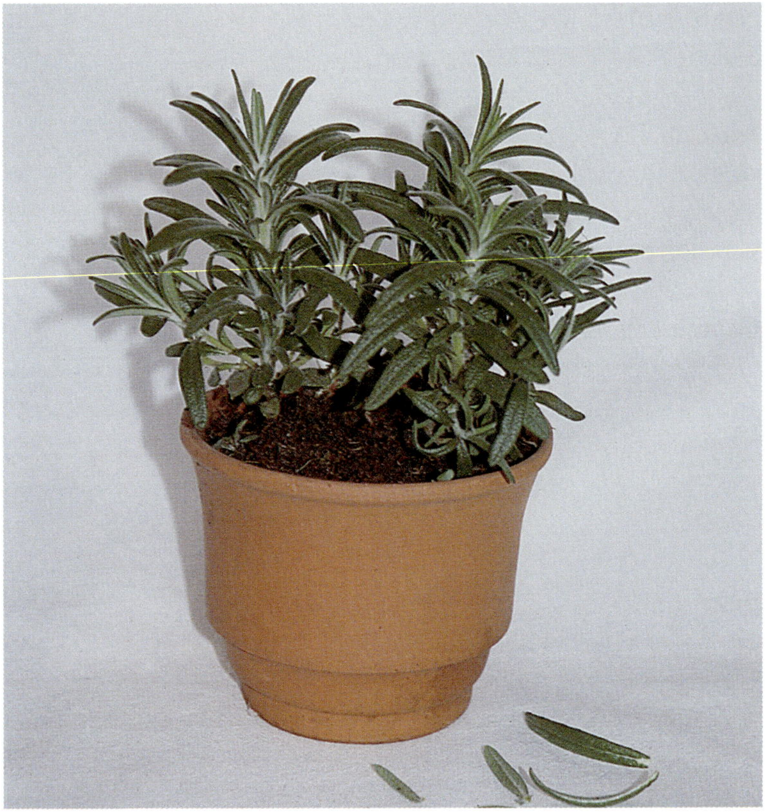

Rosmarin verströmt einen wohltuenden Geruch. Als Öl wirkt Rosmarin nervenstärkend, durchblutungsanregend, schweißhemmend und lindernd bei Erkältungsbeschwerden.

der Nerven eingesetzt. Bei der Verwendung für die Ölziehkur reicht schon 1 Tropfen Rosmarinöl aus.

Salbei
duftet frisch-würzig, herb und hat eine heilende, schweißhemmende Wirkung. Es wird häufig bei Halsschmerzen und Entzündungen im Mund- und Rachenraum eingesetzt. Salbei sollte nicht über einen längeren Zeitraum und nur gering dosiert verwendet werden: Im Extremfall kann er Vergiftungserscheinungen oder gar Epilepsie auslösen. Schwangere sollten dieses Öl auf keinen Fall anwenden.

Teebaumöl
hat seinen Siegeszug um die Welt angetreten. Es gilt als das ätherische Öl gegen alle Beschwerden. Ursprünglich hauptsächlich in Australien verwendet, wird es heute praktisch in der ganzen Welt eingesetzt. Es hat eine besonders starke Wirkung gegen Bakterien, Pilze und Viren. Bei Hautproblemen und Hauterkrankungen sowie bei allen entzündlichen Prozessen ist Teebaumöl hilfreich. Es gilt als wahres Wundermittel. Teebaumöl kann auch unverdünnt auf kleine Verletzungen aufgetragen werden, da es nicht brennt – vorausgesetzt, es handelt sich um ein Öl von guter Qualität.

Teebaumöl hemmt Bakterien, Viren sowie Pilze und hilft bei Entzündungen und Hautproblemen.

Aromatherapie und Ölziehkur – eine gesunde Kombination

Die Aromatherapie leistet aber zusammen mit der Ölziehkur noch mehr. Unterstützend und ergänzend wirkt sie auf Körper und Seele. Auch die Belastung durch Bakterien, Viren und Pilze wird durch den Einsatz der ätherischen Öle in unserer Umgebung reduziert, und der Körper ist weniger schädlichen Einflüssen ausgesetzt. Über die Schleimhäute und unsere Sinne wirkt die Aromatherapie außerdem stärkend und ausgleichend.

Die vielfältigen Anwendungen der Aromatherapie können die Ölziehkur wirksam unterstützen.

Während Sie eine Ölziehkur vornehmen, können Sie als unterstützende Maßnahme die Aromatherapie anwenden, zum Beispiel in der Duftlampe. Für die Nutzung der heilsamen Düfte können Sie aber auch auf andere Anwendungsmöglichkeiten der Aromatherapie zurückgreifen: Bäder, Massagen, Duftsteine oder Gesichtsdampfbäder. Eine weitere Anwendungsform der Aromatherapie ist die Duftflasche. Sie verbreitet fein und weniger intensiv, aber genauso wirksam die ätherischen Öle. Verwenden Sie dazu eine kleine Flasche mit einem Korkstopfen – durch diesen können die ätherischen Öle ausströmen und ihre Wirkung entfalten. Nehmen Sie für eine Duftflasche 10 ml Weingeist und mischen Sie ihn mit 7–10 Tropfen eines ätherischen Öles Ihrer Wahl. Diese Mischung füllen Sie in eine Flasche, gut verschließen und 14 Tage stehen lassen. Anschließend können Sie die Mischung in eine Duftflasche füllen und diese an jedem beliebigen Ort aufstellen.

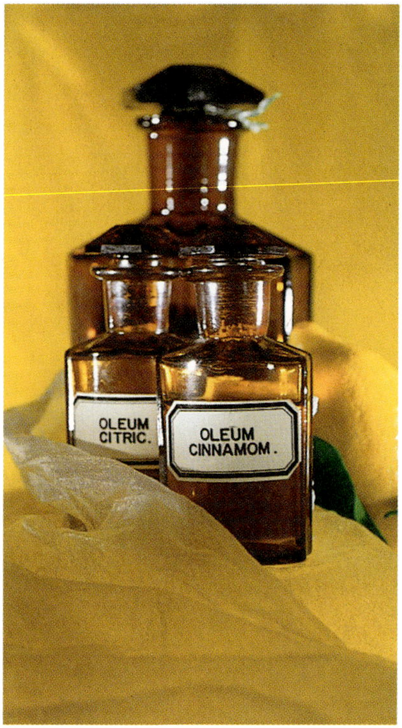

Für die Aromapflege eignet sich zum Beispiel Zitronenöl hervorragend.

Bei allen gesundheitlichen Beschwerden haben sich Aromaöle auch in Badezusätzen bewährt. Sie entspannen, beleben und erfrischen – je nachdem, welche ätherischen Öle ausgewählt werden. Baden kann die Ölziehkur in vielen Fällen sinnvoll unterstützen und den Körper anregen, so daß er Gift- und Schlackenstoffe besser ausscheiden kann.

Krankheiten von A bis Z

Die Ölziehkur ist eine sensationell erfolgreiche Behandlungsmethode für viele verschiedene Krankheiten, Beschwerden und Probleme. Bei einigen davon ist sie besonders wirkungsvoll – sie sind auf den nachfolgenden Seiten aufgeführt. Natürlich können Sie mit der Ölziehkur auch bei anderen Krankheiten und Beschwerden gute bis sehr gute Erfolge erzielen. Da sie praktisch keine Nebenwirkungen hat, ist die Anwendung dieser unkomplizierten Methode immer einen Versuch wert.

Viele Beschwerden lassen sich mit der Ölziehkur beheben oder mildern.

Ein Wort zuvor: Krankheiten und Beschwerden, deren Ursache Sie nicht kennen und die länger als drei Tage anhalten, sollten immer von einem Arzt untersucht werden. Nur er kann eine genaue Diagnose stellen und entsprechende Behandlungsmethoden anordnen. Die Ölziehkur kann in vielen Fällen schon ausreichen, die Krankheit zu heilen oder zumindest zu mildern. Häufig kann sie auch die Therapie des Arztes ergänzen und die Wirkung deutlich verbessern. Viele Ärzte gehen heute dazu über, sich auch mit naturheilkundlichen Behandlungsmethoden auseinanderzusetzen, diese anzuwenden oder zumindest als begleitende Maßnahmen neben ihrer Therapie zu akzeptieren.

Gehen Sie unbedingt zum Arzt, wenn die Beschwerden länger als 3 Tage anhalten.

Abwehrstärkung

Das Immunsystem ist der Schutzschild unseres Körpers. Es sorgt dafür, daß Krankheiten abgewehrt werden und besser abheilen. Eine wichtige Aufgabe übernimmt hier der Darm. Er ist zu einem großen Teil für die Abwehrkräfte – und damit für ein funktionierendes Immunsystem – verantwortlich, weil er dem Körper Gift- und Schlackenstoffe entzieht und diese ausscheidet. Denn Gift- und Schlackenstoffe, die nicht aus unserem Körper ausgeschwemmt werden, belasten den Organismus und schwächen die Abwehrkräfte, da der Körper nur noch für den Abbau dieser Stoffe im Einsatz ist. So bleibt weniger Kraft übrig, um Krankheiten abzuwehren.

Durch die Ölziehkur werden dem Körper wichtige Vitalstoffe zugeführt und die Abwehrkräfte gestärkt.

Die Ölziehkur entzieht dem Körper nicht nur die Gift- und Schlackenstoffe, sondern führt ihm auch wichtige Vitalstoffe zu. Auf diese Weise stärkt und unterstützt sie die körpereigenen Abwehrkräfte.

Weitere Hilfe zur Abwehrstärkung

Trinken Sie zweimal wöchentlich den Saft einer Grapefruit gemischt mit Mineralwasser. Auch Holundersaft mit seinem hohen Vitamin-C-Gehalt stärkt die Abwehrkräfte, besonders in der Erkältungszeit.

Allergien

Die Zahl derer, die an Allergien leiden, nimmt ständig zu. Die Ölziehkur kann helfen, die Widerstandskräfte des Körpers zu stärken.

Ein sehr großer Teil der Bevölkerung leidet heute mehr oder weniger stark unter Allergien – und die Zahl der Allergiekranken steigt weiter an. Die Symptome der Allergien können teilweise so schlimm sein, daß dadurch die Lebensqualität deutlich beeinträchtigt ist. Dies gilt nicht nur für den Allergiker selbst, sondern – besonders bei davon betroffenen Kindern – auch für die mit im Haushalt lebenden Menschen. Im Vordergrund steht bei allen Allergikern die schwierige Aufgabe, den oder die Stoffe (Allergene) herauszufinden, gegen die eine Allergie besteht. Hat man die Allergieauslöser herausgefunden, muß versucht werden, diese Stoffe zu meiden – was oft gar nicht vollständig möglich ist, zum Beispiel bei Allergien gegen Pollen oder Zusatzstoffe, die in fast allen industriell gefertigten Nahrungsmitteln vorzufinden sind.

Die Ölziehkur kann durch ihre entgiftenden Eigenschaften dem Körper die Kraft geben, den Allergenen besser entgegenzutreten.

Achtung: Jede Form der Eigenbehandlung sollte vorher jedoch mit dem behandelnden Arzt abgesprochen werden. Für Allergiker empfiehlt sich zur Anwendung bei der Ölziehkur eine Mischung aus einigen Tropfen Schwarzkümmelöl und einem anderen Pflanzenöl. Aufgrund seiner ausgezeichneten Wirkung wird das Schwarzkümmelöl heute vermehrt zur Behandlung von Allergien eingesetzt.

Schwarzkümmelöl wirkt hervorragend gegen verschiedene Allergien.

Weitere Hilfe bei Allergien

Bei Hautallergien helfen Aloe-vera-Gel, Teebaumöl und Teebaumölprodukte. Sanddorn ist eine ideale Vitaminspender-Alternative, wenn Allergien gegen Citrusfrüchte bestehen. Alle Behandlungsmethoden sollten immer mit dem Arzt abgesprochen werden und dienen in der Regel als begleitende Therapie.

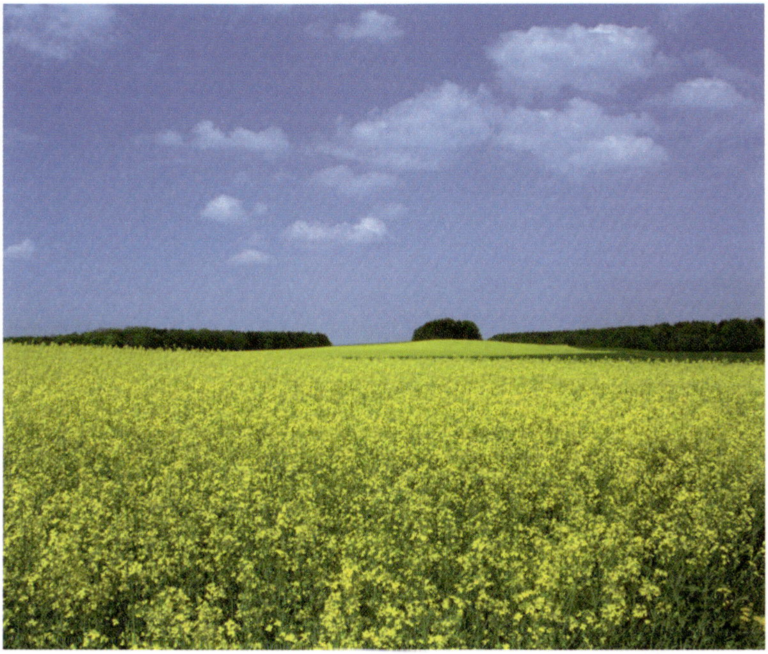

Menschen, die unter starkem Streß stehen, sind besonders anfällig für Allergien, da ihr Immunsystem durch die enorme psychische Belastung geschwächt ist. Eine Entgiftungskur mit Öl stärkt den Körper. Trotzdem: Im Falle einer Allergie ist der Besuch beim Arzt unerläßlich.

Appetitmangel

Appetitmangel kann verschiedene Ursachen haben: zum Beispiel eine gestörte Magen-Darm-Tätigkeit und damit verbunden auch eine erhöhte Belastung der Mundschleimhäute durch Bakterien und Giftstoffe.

Aber auch Krankheiten können zu Appetitlosigkeit führen – sie schützt den Körper in vielen Fällen vor einer zusätzlichen Belastung durch die Nahrungsaufnahme. Bei einem ansonsten gesunden Menschen ist es kein Problem, wenn der Appetit ein bis zwei Tage ausbleibt. Bei älteren Menschen, Babys, kleinen Kindern sowie Kranken jedoch kann fehlende Nahrungszufuhr zu einer zusätzlichen Schwächung führen. Es muß deshalb sorgfältig abgewogen werden, wann man gegen Appetitmangel etwas unternehmen muß.

Die Ölziehkur wirkt auch appetitanregend.

Durch die Ölziehkur wird der Mundraum gründlich gereinigt. Unangenehmer Geschmack im Mund verschwindet. Der Appetit wird angeregt, weil der Geschmack der Nahrungsmittel wieder besser aufgenommen werden kann. Bei Appetitmangel hat sich besonders eine Mischung aus einem Basilikum-Mazerat und Sonnenblumenöl bewährt.

Weitere Hilfe bei Appetitmangel

Grapefruitsaft und Tomaten regen den Appetit an. Trinken Sie mehrere Tage lang ein- bis zweimal täglich den Saft einer halben Grapefruit mit Mineralwasser gemischt. Appetitanregende Wirkung haben auch frische Tomaten, man sollte sie allerdings ohne Gewürze zu sich nehmen.

Zusätzlich leistet die Aromatherapie hier gute Dienste, da Düfte den Appetit anregen. Verwenden Sie dazu die ätherischen Öle in einer Duftlampe; hilfreich sind: Basilikumöl, Fenchelöl, Mandarinenöl, Orangenöl, Oregano- und Salbeiöl.

Arthritis

Bei Arthritis handelt es sich um eine schmerzhafte Gelenksentzündung. Sie äußert sich häufig durch Schwellungen, Überwärmung (die betroffenen Körperstellen fühlen sich heiß an), teilweise Bewegungseinschränkung und Schmerzen. In fortgeschrittenem Stadium kann es zu Fehlstellungen der Gelenke und Funktionsverlust kommen. Von entscheidender Wichtigkeit ist vor allem, die Symptome zu lindern und ein Fortschreiten der Erkrankung zu stoppen. Eine ärztliche Behandlung ist auf jeden Fall unerläßlich.

Hilfreich sind Einreibungen der betroffenen Stellen mit Aloevera-Gel oder Olivenöl. Aber auch die Ölziehkur kann hier gute Dienste leisten. Die Abwehrkräfte des Körpers werden aktiviert und der Körper gründlich entgiftet. Dies ist bei allen entzündlichen Prozessen im Körper sehr wichtig.

Bei entzündlichen Erkrankungen aktiviert die Ölziehkur die körpereigene Abwehr.

Weitere Hilfe bei Arthritis

Einreibungen mit Melissengeist, Teebaumölsalbe oder eine Salbe mit Brennessel als Zutat können die Beschwerden lindern.

Bandscheibenprobleme

Bandscheibenprobleme haben heute sehr viele Menschen. Die Beschwerden reichen von regelmäßig auftretenden leichten Rückenschmerzen bis hin zu so starken Problemen, daß Berufsunfähigkeit die Folge ist. Bei Problemen mit den Bandscheiben muß man auf jeden Fall Rücksicht auf die Beschwerden nehmen, um eine Verschlimmerung zu vermeiden. Besuchen Sie zum Beispiel eine Rückenschule, in der Sie richtiges Gehen, Sitzen, Tragen und Laufen lernen. So können Operationen, die nicht ungefährlich sind und auch nicht immer den gewünschten Erfolg bringen, häufig vermieden werden.

Reiben Sie schmerzende Stellen mit warmem Olivenöl ein.

Wenngleich die Ölziehkur bis auf eine Gesamtstärkung des Körpers hier keine großen Dienste leisten kann, trägt sie doch durch die Entgiftung dazu bei, daß die entzündlichen Prozesse besser abheilen. Pflanzenöle – hier ganz vorn Olivenöl – sind direkt an den betroffenen Stellen angewendet sehr hilfreich. Reiben Sie mehrfach täglich den Rücken an der schmerzenden Stelle mit Olivenöl ein. Nehmen Sie dazu etwas erwärmtes Olivenöl. Massieren Sie die Stelle so lange, bis das Öl vollständig von der Haut aufgenommen wurde.

Weitere Hilfe bei Bandscheibenproblemen

Lokal sind Einreibungen hilfreich, um die Schmerzen zu lindern. Dazu können Sie auch Aloe-vera-Gel, Melissengeist oder eine Teebaumölsalbe verwenden.

Bronchitis

siehe Erkältungen (Seite 63)

Cholesterinwerte, stark erhöhte

Hohe Cholesterinwerte können zu gefährlichen Cholesterinablagerungen in den Adern führen. Die Folge können zu hoher Blutdruck, Herzinfarkt und Schlaganfall sein. Linolsäure und Linolensäure wirken vorbeugend gegen Cholesterinablagerungen in den Adern. Die Ölziehkur kann hier helfen. Wählen Sie bewußt die Pflanzenöle aus, die einen hohen Gehalt an Linol- und Linolensäure aufweisen.

Bei erhöhten Cholesterinwerten ist es wichtig, darauf zu achten, die Ölziehkur mit Ölen durchzuführen, die einen hohen Linol- und Linolensäuregehalt besitzen.

Auch die Grapefruit hat einen positiven Einfluß auf den Cholesterinwert. Grapefruitsaft oder im Handel erhältliche Grapefruittabletten (häufig zur Gewichtsreduzierung eingesetzt) können den Cholesterinspiegel positiv beeinflussen.

Vorbeugung ist die beste Medizin – gerade bei hohen Cholesterinwerten. Eine gesunde Ernährung mit wenig tierischen Fetten ist der beste Schutz gegen Ablagerungen. Sie wieder aufzulösen ist sehr schwierig und gelingt meist nicht in der erforderlichen Weise.

Grapefruitsaft und Artischockenpräparate beeinflussen die Cholesterinwerte günstig.

Weitere Hilfe bei erhöhten Cholesterinwerten

Gegen stark erhöhte Cholesterinwerte sind häufig Artischockenpräparate angezeigt. Daneben kann auch Grapefruitsaft den Cholesterinspiegel senken.

Darmprobleme

siehe Magenprobleme (Seite 68)

Depressionen

Depressionen können die Lebensqualität stark beeinträchtigen. Dies gilt nicht nur für den Betroffenen selbst, sondern auch für seine Familie, die häufig mit unter den Auswirkungen der Depressionen zu leiden hat. Depressionen treten in unterschiedlich starker Form auf und werden in leichten Fällen oft gar nicht als solche diagnostiziert. Die Behandlung von starken Depressionen gehört unbedingt in die Hände eines erfahrenen Arztes oder Psychiaters.

Bei leichten Depressionen kann die Ölziehkur helfen. Verwenden Sie am besten eine Mischung aus Johanniskraut- und Sonnenblumenöl. Eventuell kann die Ölziehkur – nach Absprache mit dem Arzt – auch als begleitende Therapie angewandt werden.

Eine Ölmischung aus Johanniskraut und Sonnenblumen schafft Abhilfe bei leichten Depressionen.

Weitere Hilfe bei Depressionen

Eine Ernährung mit einem hohen Anteil an kohlenhydratreichen Lebensmitteln wie Kartoffeln oder Nudeln setzt Glückshormone (Endorphine) frei. Ähnlich wie Johanniskraut wirkt Kava Kava ge-

Das Johanniskraut hat sich vor allem bei Unruhezuständen, Nervosität, depressiven Gemütszuständen oder Niedergeschlagenheit bewährt. Eine Ölziehkur mit Johanniskrautöl, gemischt mit Sonnenblumenöl, kann bei leichteren Depressionen Abhilfe schaffen.

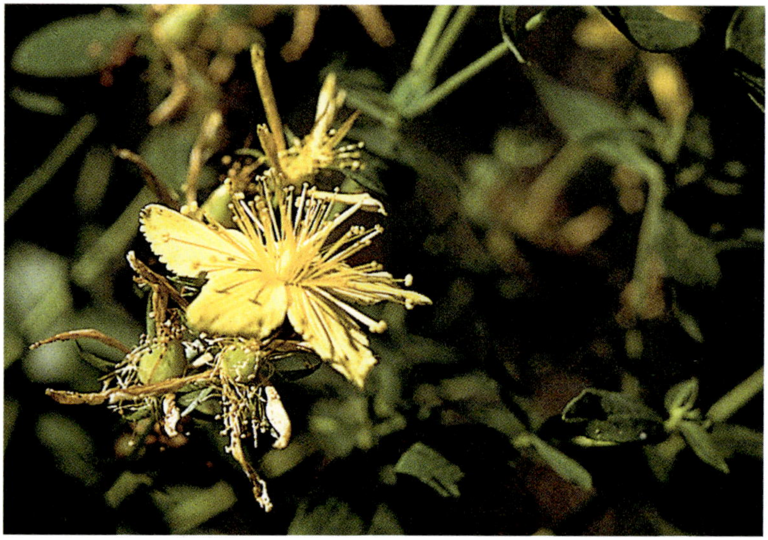

gen Depressionen und Angst. Ihre Wirkstoffe stammen aus dem Wurzelstock eines polynesischen Strauches. Kava Kava wird in Form von Tabletten eingenommen.

Durchblutungsstörungen

Die Ölziehkur aktiviert die Durchblutung.

Durchblutungsstörungen können in den jeweils betroffenen Bereichen schwere bis schwerste Schäden hervorrufen. Sie werden häufig durch ungesunde Lebensweise, falsche Ernährung oder einseitige sitzende bzw. stehende Tätigkeiten ohne ausreichende und ausgleichende Bewegungsmöglichkeit verursacht. Aber auch die Veranlagung dazu spielt eine große Rolle. Taubheitsgefühl und Kribbeln in Füßen, Beinen und Händen können Anzeichen für Durchblutungsstörungen sein.

Durch die Ölziehkur wird die Durchblutung aktiviert und werden mitverantwortliche Faktoren für die Störungen (z. B. Giftstoffe) günstig beeinflußt. Eine regelmäßig durchgeführte Ölziehkur verbessert die Durchblutung. Mischen Sie einige Tropfen Arnikamazerat in Sonnenblumenöl. Führen Sie damit die Ölziehkur durch. Unterstützend können auch Bewegung an frischer Luft und Entspannungstechniken helfen.

Weitere Hilfe bei Durchblutungsstörungen

Einreibungen der betroffenen Körperpartien mit Melissengeist können die Durchblutung verbessern.

Ekzeme

siehe Hautprobleme (Seite 64f.)

Erkältungen

Erkältungen und ihre Symptome betreffen hauptsächlich den Kopfbereich sowie die Bronchien. Eine verschleppte, nicht ausgeheilte Erkältung kann zu ernsthaften Problemen bis hin zur Lungenentzündung führen.

Durch die Ölziehkur wird ganz gezielt der Kopf- und Brustbereich behandelt. Entzündungen klingen schneller ab, die Schwellung der Schleimhäute geht zurück, und die Schleimabsonderung wird normalisiert. Ätherische Öle wirken positiv abschwellend und heilend auf die Schleimhäute. Bei allen Erkältungen können Sie die Aromatherapie anwenden (siehe Seite 48ff.).

Mit Hilfe der Ölziehkur kann man insbesondere den Kopf- und Brustbereich behandeln.

Weitere Hilfe bei Erkältungen

Holundersaft ist das Hausmittel schlechthin bei Erkältungen. Als heißes Getränk, mit Fenchelhonig gesüßt, läßt er die Schleimhäute abschwellen und sorgt für einen besseren Schlaf. Ein ideales Erkältungsmittel ist auch Grapefruitsaft. Trinken Sie täglich Holunder- und Grapefruitsaft, bis die Erkältung abgeklungen ist.

Erschöpfung

Erschöpfung tritt bei vielen Menschen auf. Streß, Überforderung und Probleme, aber auch Krankheiten können zu einer allgemeinen Erschöpfung führen. Häufig liegt die Ursache auch darin begründet, daß der Körper Gift- und Schlackenstoffe nicht mehr in erforderlichem Maße ausscheiden kann; mit der Folge, daß die Leistungsfähigkeit deutlich sinkt und die Lebensqualität darunter leidet.

Bereits nach wenigen Tagen steigert die Anwendung der Ölziehkur die Leistungsfähigkeit.

Um einer Erschöpfung entgegenzuwirken oder um die Symptome deutlich abzuschwächen, ist die Ölziehkur ein ideales Mittel. Der Körper wird gereinigt und kann seine Tätigkeit wieder leichter erfüllen. Sie werden bereits nach einigen Tagen merken, wie die Leistungsfähigkeit zunimmt und die körperliche Erschöpfung nachläßt.

Weitere Hilfe bei Erschöpfung

Die Aromatherapie regt den Körper an und gibt neue Kraft. Sie sollte dafür in der Duftlampe angewendet werden. Geeignete Öle sind: Basilikumöl, Geraniumöl, Lavendelöl, Majoranöl, Muskatellersalbeiöl und Rosmarinöl.

Hautprobleme

Die Haut ist unser größtes Organ. Sie hat vielfältige Aufgaben, darunter auch die Entgiftung unseres Körpers. Diese Aufgabe teilt sie sich mit Leber, Niere und Darm. Hautprobleme können zu einer gestörten Entgiftung führen. Sie können aber auch ein Anzeichen von schweren Nieren- oder Leberproblemen sein.

Eine gesunde Haut wirkt sich demzufolge nicht nur positiv auf unser Aussehen, sondern auch günstig auf unseren Gesundheitszustand aus.

Durch die Ölziehkur wird die Haut entlastet. Die Inhaltsstoffe der Öle wirken von innen auf die Haut und geben ihr Kraft, mit den Hautproblemen besser fertig zu werden. Zusätzlich zur Ölziehkur sollte man die Hautprobleme gezielt angehen. Auch hier können Pflanzenöle wertvolle Dienste leisten. Viele Hautprobleme und Hauterkrankungen wie Akne, Schuppenflechte, Neurodermitis oder Ekzeme können durch die Ölziehkur gemildert werden. Auch Voll- oder Teilbäder mit totem Meersalz haben sich bestens bewährt.

Die Ölziehkur entlastet die Haut und mildert Hautprobleme.

Weitere Hilfe bei Hautproblemen

Bei vielen Hautproblemen hat sich auch das Aloe-vera-Gel sowie das Teebaumöl bewährt. Aloe-vera-Gel kann pur oder in Creme verarbeitet auf die Haut aufgetragen werden. Teebaumöl kann man auf kleinere Hautstellen direkt, ansonsten in Salben oder anderen Teebaumöl-Produkten verwenden.

Hepatitis

Die entzündliche Leberentzündung Hepatitis muß immer von einem Arzt behandelt werden. Die Ölziehkur kann – nach Absprache mit dem Arzt – die Therapie unterstützen. Hinweise auf eine Hepatitis können Müdigkeit, Erschöpfung, Unlust und Gelbfärbung sein. Die Gelbfärbung tritt zuerst an Augen und Schleimhäuten in Erscheinung, bei fortschreitender Erkrankung macht sich diese Gelbfärbung dann auch am ganzen Körper bemerkbar (siehe auch Leberbeschwerden Seite 68).

Hepatitis muß ärztlich behandelt werden; die Ölziehkur kann die Therapie jedoch unterstützen.

Weitere Hilfe bei Hepatitis

Wichtig ist bei allen Lebererkrankungen die Einhaltung des strengen Alkoholverbotes sowie eine fettarme Leberdiät. Unterstützend dazu empfiehlt sich eine Mariendistel-Teekur.

Herzbeschwerden

Lassen Sie Herzbeschwerden vom Arzt abklären, da sich dahinter eine ernsthafte Erkrankung verbergen kann.

Herzbeschwerden können die unterschiedlichsten Ursachen haben. Bei Streß und Anstrengungen ist es ganz normal, wenn das Herz heftig schlägt. Herzschmerzen sind nicht immer gleich ein Grund zur Sorge. Treten diese Probleme aber häufiger auf und kommt ein gestörter Herzschlag hinzu (beispielsweise Extrasystolen, dabei schlägt das Herz nicht zur richtigen Zeit, sondern außerhalb des Grundrhythmus), müssen die Zeichen beachtet werden. Herzprobleme sollten immer von einem Arzt behandelt werden, da sie auch durch einen zu hohen Blutdruck oder eine ernsthafte Erkrankung verursacht sein können. Stärkend und lindernd kann die Ölziehkur das Herz unterstützen. Johanniskrautöl mit Sonnenblumenöl gemischt wirkt leicht entspannend. Einreibungen der linken Brustseite mit Melissengeist haben sich vielfach bewährt.

Weitere Hilfe bei Herzbeschwerden

Studien zufolge kann eine lycopenreiche Ernährung einem Herzinfarkt vorbeugen und die Herztätigkeit unterstützen. Einen wichtigen Beitrag leistet hier die Tomate, die als roten Farbstoff Lycopen enthält. Auch die Aromatherapie kann Herzbeschwerden lindern. Geeignete Öle sind: Anisöl, Melissenöl, Neroliöl und Rosmarinöl.

Immunschwäche

siehe Abwehrstärkung (Seite 55ff.)

Infektionskrankheiten

Infektionskrankheiten sind sehr vielfältig. Von einer einfachen Erkältung über eine Magen-Darm-Infektion bis hin zu schweren Immunsystemerkrankungen beeinträchtigen sie unseren Körper.

Bakterielle Infektionen reagieren in der Regel gut auf eine Behandlung mit Antibiotika, wenngleich der Einsatz häufig nicht notwendig und sinnvoll ist. Viruserkrankungen reagieren nicht auf Antibiotika. Der Körper muß selbst mit ihnen fertig werden. Dazu braucht er eine funktionierende, starke Abwehr.

Infektionskrankheiten gehören zu den Krankheiten, die durch die Ölziehkur besonders gut beeinflußt werden können. Der durch die Ölziehkur gestärkte Körper wird besser mit den Krankheiten fertig. Dies gilt natürlich nicht für schwere Erkrankungen wie beispielsweise AIDS – sie können durch eine Ölziehkur nicht geheilt werden. Aber eine Abwehrstärkung kann trotzdem nicht schaden.

Die Ölziehkur unterstützt das Immunsystem des Körpers.

Weitere Hilfe bei Infektionskrankheiten

Neben der Ölziehkur haben sich bei Infektionskrankheiten auch Grapefruit, Aloe vera, Holunder, Sanddorn und Echinacea (Sonnenhut) bewährt. Holunder und Sanddorn können Sie zur Stärkung täglich ein- bis zweimal als Getränk einnehmen, gemischt mit Mineralwasser oder anderen Säften. Echinacea erhalten Sie in Tropfen- oder Tablettenform in der Apotheke, die Dosierung sollte nach den Hinweisen auf dem Beipackzettel erfolgen.

Kopfschmerzen

Kopfschmerzen können durch Aufenthalt in schlecht gelüfteten Räumen, Wetterumschwünge, Streß, Krankheiten, aber auch durch eine ungesunde Lebensführung auftreten.

Die Ölziehkur kann Kopfschmerzen vorbeugen, diese aber auch deutlich lindern, da sie gezielt im Kopfbereich wirkt. Wenn Sie häufig unter Kopfschmerzen leiden, sollten Sie auf jeden Fall einen Arzt aufsuchen und die mögliche Ursache abklären lassen. Mischen Sie für die Ölziehkur Johanniskrautöl, Melissen-Mazerat oder Arnika-Mazerat mit Sonnenblumenöl.

Gehen Sie zum Arzt, wenn Sie häufig unter Kopfschmerzen leiden.

Weitere Hilfe bei Kopfschmerzen

Bei Kopfschmerzen helfen auch Einreibungen von Stirn, Nacken und Schläfen mit Melissengeist oder einem Gemisch aus 3 Tropfen Teebaumöl und 10 ml Wasser. Die Einreibungen sollten Sie mehrmals täglich wiederholen, bis die Kopfschmerzen nachlassen.

Leberbeschwerden

Die Leber wird besonders durch Alkoholmißbrauch in Mitleidenschaft gezogen.

Die Leber gehört zu den wichtigsten Entgiftungsorganen unseres Körpers. Sie wird durch falsche Ernährung, Umweltgifte und in besonderem Maße durch Alkohol belastet. Leberschäden lassen sich, wenn sie noch nicht zu weit fortgeschritten sind, sehr gut ausheilen. Artischockenpräparate leisten hier gute Dienste.

Durch die starke Entgiftungskraft der Ölziehkur wird die Leber deutlich entlastet. Bei Schädigungen, Belastungen oder zur Vorbeugung ist die Ölziehkur eine große Hilfe für die Leber. Hinweise auf Probleme mit der Leber können Appetitmangel, Ekel vor bestimmten Nahrungsmitteln und eine leichte Gelbfärbung der Augen und Schleimhäute sein (siehe auch Hepatitis Seite 65).

Weitere Hilfe bei Leberbeschwerden

Artischockenpräparate haben sich bei Leberbeschwerden als sehr wirksam erwiesen. Auch ein Tee aus Brennesselblättern unterstützt die Leber. Häufig wird eine Teemischung aus Brennesselblättern und anderen Kräutern verwendet. Geeignete, fertige Teemischungen sind im Handel erhältlich.

Magenprobleme

Durch die direkte Verbindung zwischen Mund und Magen ist die Ölziehkur auch besonders effektiv bei Magenproblemen, die von Bakterien verursacht werden. Dies liegt daran, daß zusätzlich über den Speichel weitere Bakterien in den Magen gelangen. Bei akuten Magenproblemen ist eine Ölziehkur sehr häufig sinnvoll. Es ist allerdings besonders darauf zu achten, daß kein Öl geschluckt wird, weil das mit Gift- und Schlackenstoffen angereicherte Öl den geschwächten Magen zusätzlich belasten würde.

Denken Sie bei Magenproblemen auch daran, Ihre Lebensweise zu ändern.

Weitere Hilfe bei Magenproblemen

Häufig werden Magen- und Darmprobleme durch Hektik, Streß oder übermäßigen Konsum von Genußmitteln verursacht. Um die Beschwerden zu beheben, sollte deshalb auch eine Umstellung der Lebensweise erfolgen. Denn Hausmittel wie Kamillen- und Fencheltee oder warme Kräuterauflagen können nur wenig erreichen, wenn die seelischen Ursachen für die körperlichen Beschwerden nicht abgestellt werden.

Mangelerscheinungen

Das Blut ist für den Transport von Sauerstoff verantwortlich, versorgt unsere Zellen mit allen wichtigen Nährstoffen und entsorgt Gift- und Schlackenstoffe. Eine unzureichende Entgiftung des Körpers belastet zuerst unser Blut.

Eine Erkrankung innerer Organe kann dazu führen, daß der Körper unzureichend entgiftet wird.

Wenn die Zusammensetzung des Blutes nicht mehr stimmt oder Giftstoffe das Blut verunreinigen, ist die Versorgung der Zellen und die Entsorgung der verbrauchten Stoffe nicht mehr ausreichend gewährleistet. Hierzu können auch Erkrankungen innerer Organe beitragen.

Mangelerscheinungen, wie beispielsweise Eisenmangel, können durch die Ölziehkur nicht ausgeglichen werden. Aber durch die gründliche Entgiftung und die damit verbundene Reinigung des Blutes ist es wieder besser in der Lage, fehlende Stoffe aufzunehmen und die nötigen Stoffe zu bilden. Dadurch werden die Leistungsfähigkeit und die Lebensqualität wiederhergestellt. Eine

Blutuntersuchung gibt Aufschluß über mögliche Erkrankungen oder Mangelerscheinungen. Sie müssen vom Arzt gezielt behandelt werden.

Weitere Hilfe bei Mangelerscheinungen

Eine ausgewogene Ernährung, die auch stoffwechselanregende Nahrungsmittel berücksichtigt, ist sinnvoll. Verwenden Sie auf jeden Fall Tomate und Grapefruit. Helfen kann auch eine blutreinigende Teemischung, zum Beispiel mit Löwenzahn oder Stiefmütterchen. Fertige Mischungen sind im Handel erhältlich.

Neurodermitis

Auch bei Allergien kann die Ölziehkur unterstützend wirken.

Neurodermitis gehört mit zu den unangenehmsten Allergieerkrankungen, die die Haut betreffen. Bei einigen Menschen tritt sie zwar nur an kleineren Körperstellen in abgeschwächter Form auf, bei anderen Menschen aber sind größere Stellen, manchmal sogar der gesamte Körper betroffen. Der starke Juckreiz ist kaum zu ertragen, durch Kratzen entstehen oft großflächige schwere Entzündungen. Die seelische Belastung spielt bei Neurodermitis-Kranken auch eine große Rolle, oftmals werden sie von ihrer Umwelt abgelehnt.

Heilen kann man Neurodermitis mit der Ölziehkur nicht, aber die Entgiftung kann die Beschwerden abmildern und eine zumindest kurzfristige Besserung hervorrufen. Schwarzkümmelöl soll neuesten Erkenntnissen zufolge eine gute Wirkung haben. Verwenden Sie es gemischt mit Sonnenblumenöl.

Außerdem haben sich Aloe-vera-Gel und Teebaumöl-Produkte bei Neurodermitis besonders bewährt. Eine Kombination aus Ölziehkur, der äußerlichen Behandlung mit Aloe-vera-Gel und Teebaumöl sowie Teebaumöl-Produkten kann in vielen Fällen die Beschwerden lindern.

Weitere Hilfe bei Neurodermitis

Neurodermitis hat in vielen Fällen eine seelische Ursache bzw. kann durch seelische Probleme verstärkt werden. Die Anwendung von Johanniskraut zur Aufhellung von depressiven Verstimmungen, Gefühlsschwankungen etc. hat sich in der Praxis bewährt. Trinken Sie entweder Johanniskrauttee oder verwenden Sie – nach Absprache mit dem Arzt – ein Johanniskrautpräparat aus der Apotheke.

Johanniskraut hilft bei depressiven Verstimmungen.

Nierenbeschwerden, Nierenbeckenentzündung

Die Nieren sind für unsere Entgiftung von großer Bedeutung. Sie reinigen unser Blut. Bei einer gestörten Nierenfunktion bleibt als letzter Ausweg oft nur die Dialyse. Allen Problemen mit den Nieren, der Blase und den Harnwegen kommt eine große Bedeutung zu. Blase und Harnwege sind mit der Niere verbunden, daher können Bakterien und Keime auch aus diesem Bereich in die Nieren aufsteigen.

Hinweise auf eine Nierenerkrankung können Ekel vor bestimmten Nahrungsmitteln, Ängstlichkeit und Aggressionen sein. Auch häufiges oder seltenes Harnlassen, schuppige Haut sowie Brennen beim Harnlassen deuten auf eine Infektion in diesem Bereich hin. Bei Blasen- und Nierenerkrankungen helfen homöopathische Medikamente oft erst nach einer Umstellung des pH-Wertes im Urin. Durch stark eiweißhaltige Ernährung ist der pH-Wert im Urin oft sauer, und die Medikamente können ihre Wirkung nicht richtig entfalten. Mineral- oder Heilwässer vom Typ Bikarbonatsäuerling (z.B. Adelheid-Quelle) verhelfen zur gewünschten pH-Wert-Umstellung.

Die Nieren sind entscheidend für unsere Blutreinigung. Durch die Ölziehkur und ihre reinigende Wirkung werden sie entlastet.

Durch die Ölziehkur werden die Nieren entlastet. Da die Nieren – wenn noch keine allzu großen Schäden vorhanden sind – die

Fähigkeit haben, sich zu regenerieren, kommt dies praktisch einer »Kur« für die Nieren gleich. Aber es ist durchaus auch sinnvoll, die Niere vorbeugend mittels Ölziehkur zu entlasten.

Weitere Hilfe bei Nierenbeschwerden

Bei Nierenbeschwerden haben sich homöopathische Aufbereitungen der Berberitze bewährt. Sie werden nach Anweisung des Arztes angewendet. Da Aloe vera die Nierentätigkeit verbessern kann, ist oft auch eine Injektionstherapie durch den Arzt hilfreich.

Rheumatische Erkrankungen

Vor allem bei entzündlichem Rheuma ist die Ölziehkur hilfreich.

Unter dem Begriff rheumatische Erkrankungen werden eine Vielzahl Erkrankungen des Bewegungsapparates und des Bindegewebes zusammengefaßt. Einen großen Teil machen hier die entzündlichen Erkrankungen aus.

Mit ein Grund, weshalb die Ölziehkur hier gute Dienste leisten kann. Durch die Entgiftung wird der Körper gereinigt und kann mit den Entzündungen besser fertig werden.

Weitere Hilfe bei rheumatischen Erkrankungen

Außerdem helfen Einreibungen der betroffenen Stellen mit Aloe-vera-Gel, Johanniskrautöl oder Olivenöl.

Schlaflosigkeit

Vor dem Schlafengehen angewandt, beruhigt und entspannt die Ölziehkur.

Durch Schlaflosigkeit wird das Allgemeinbefinden und die Leistungsfähigkeit oft deutlich beeinträchtigt. Schlaflosigkeit kann auch durch Elektrogeräte wie Computer oder Radiowecker im Schlafzimmer verursacht werden.

Die Ölziehkur hat, wenn Sie diese abends vor dem Schlafengehen durchführen, neben vielen anderen positiven Begleiterschei-

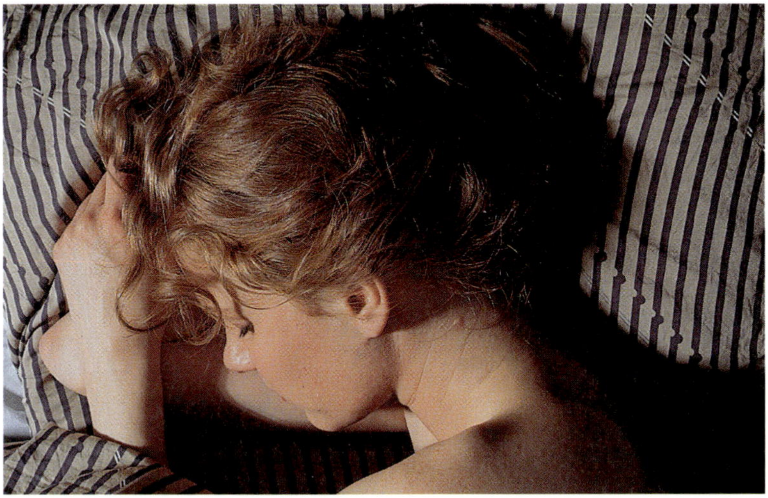

Wer unter Ein- und Durchschlafstörungen leidet, ist in seiner Leistungsfähigkeit eingeschränkt. Bei Schlafproblemen führt man die Ölziehkur abends vor dem Zubettgehen durch, weil sie entspannt und beruhigt.

nungen auch eine entspannende und beruhigende Wirkung. Dies gilt für viele ätherische Öle der Aromatherapie. Eine Duftlampe, beispielsweise mit Melissenöl, Kamillenöl und Neroliöl, kann sich vorteilhaft auf den Schlaf auswirken. Beachten Sie jedoch, daß die Gesamtkonzentration der ätherischen Öle im Schlafzimmer nicht zu hoch sein sollte.

Weitere Hilfe bei Schlaflosigkeit

Bei Schlafproblemen hat sich auch Johanniskraut, Baldrian und Holunder bewährt. Trinken Sie vor dem Schlafengehen einen Tee aus Johanniskraut und Baldrianwurzeln. Dazu geben Sie etwas Holundersaft und Fenchelhonig.

Holunder- und Baldriantee helfen bei Schlaflosigkeit.

Schuppenflechte (Psorias)

Die Schuppenflechte ist eine der Krankheiten, die für den Menschen sehr belastend sind. Juckreiz und schuppige bis entzündliche Hautstellen beeinträchtigen nicht nur das Allgemeinbefinden, sondern auch den seelischen Zustand der Betroffenen. Durch die Ölziehkur wird die Haut entlastet und hat so mehr Kraft zur Heilung. Die Inhaltsstoffe der Pflanzenöle haben teilweise zusätzlich eine antiallergische Wirkung, so daß die Haut zusätzlich positiv beeinflußt wird.

Weitere Hilfe bei Schuppenflechte

Aloe-vera-Gel und Teebaumölprodukte haben sich bei der äußerlichen Behandlung der Schuppenflechte bewährt.

Schmerzen

Durch den Entgiftungseffekt heilen Entzündungen besser ab.

Die Ölziehkur wirkt durch die gute Entgiftung des Körpers auch gegen Schmerzen. Der entgiftete und somit gestärkte Körper kann mit den Schmerzen besser fertig werden. Entzündliche Prozesse heilen eher ab.

Wer jedoch häufig unter Schmerzen unbekannter Herkunft leidet, muß auf jeden Fall einen Arzt aufsuchen. Nur er kann eine genaue Diagnose stellen.

Weitere Hilfe bei Schmerzen

Melissengeist, Teebaumöl, Aloe-vera-Gel und Johanniskraut können Schmerzen positiv beeinflussen.

Melissengeist ist sowohl für die innerliche als auch für die äußerliche Anwendung geeignet. Teebaumöl wird in Salbenform für Einreibungen verwendet. Aloe-vera-Gel können Sie direkt auf die schmerzenden Hautpartien auftragen. Es zeigt sofort Wirkung, die Behandlung muß allerdings häufiger wiederholt werden.

Trinken Sie zusätzlich einen Johanniskrauttee – er wirkt entspannend auf das zentrale Nervensystem und auf diese Weise schmerzlindernd.

Sonnenbrand

Gegen den Sonnenbrand an sich kann die Ölziehkur nur wenig ausrichten, da er infolge langer Sonnenbestrahlung oft plötzlich auftritt. Aber eine im Frühjahr durchgeführte Ölziehkur verbessert die Struktur der Haut und aktiviert so ihre Heilungskraft – sie erzielen auf diese Weise den sogenannten Repair-Effekt.

Weitere Hilfe bei Sonnenbrand

Wenn der Sonnenbrand erst einmal entstanden ist, lindert Aloe-vera-Gel den Schmerz und fördert die Heilung. Auch Johanniskrautöl wirkt bei Sonnenbrand heilend (nur nach der Sonnenbestrahlung auf die betroffenen Stellen auftragen).

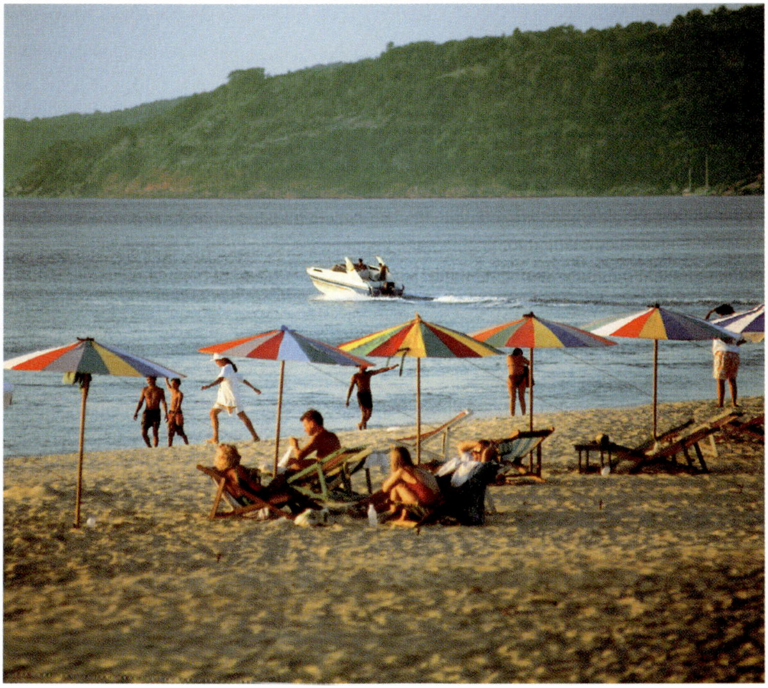

Haben Sie sich bereits einen Sonnenbrand zugezogen, ist es eigentlich schon zu spät. Die Ölziehkur kann dann nur noch wenig ausrichten. Setzen Sie sich nie ungeschützt und zu lange der Sonne aus. Zur Schmerzlinderung können Sie Aloe-vera-Gel auftragen.

Unterleibsentzündungen

Unter dem Begriff Unterleibsentzündungen sind hier alle Probleme zusammengefaßt, die den weiblichen Unterleib betreffen. Hierzu gehören Probleme mit der Gebärmutter, den Eierstöcken und der Scheide.

Gehen Sie zum Arzt, wenn Sie Beschwerden im Unterleib verspüren.

Die Ölziehkur kann bei Entzündungen im Unterleib durch Entgiftung die Entzündung günstig beeinflussen. Allerdings sollten alle Unterleibsbeschwerden von einem Arzt untersucht werden, um schwere Erkrankungen auszuschließen. Unterstützen sollte man die Behandlung durch äußerliche Einreibungen im Bereich des Unterleibs, beispielsweise mit Olivenöl.

Weitere Hilfe bei Unterleibsentzündungen

Als hilfreich erwiesen haben sich auch Sitzbäder, denen 1 Eßlöffel Aloe-vera-Gel oder 5 Tropfen Teebaumöl zugegeben werden.

Verdauungsbeschwerden

Eine gute Verdauung gewährleistet einen gesunden, leistungsfähigen Körper. Eine gestörte Verdauung kann durch ungesunde Lebensumstände und ungesunde Ernährung hervorgerufen werden, aber auch Zeichen einer Erkrankung sein. Die Abklärung durch einen Arzt ist dann wichtig, wenn Verdauungsbeschwerden regelmäßig auftreten.

Schlucken Sie das Öl nicht herunter, damit der geschwächte Darm nicht zusätzlich belastet wird.

Die Ölziehkur wirkt auf die Verdauung ein, da der Körper entgiftet wird und durch den Mundraum keine Giftstoffe in den Magen und von dort weiter in den Darm gelangen. Die Ölziehkur unterstützt somit den Verdauungsprozeß. Das Öl sollte nicht versehentlich geschluckt werden, damit der geschwächte Darm nicht zusätzlich durch das mit Schlacken- und Giftstoffen verunreinigte Öl belastet wird.

Weitere Hilfe bei Verdauungsbeschwerden

Liebstöckel lindert Verdauungsbeschwerden, es kann als Tee oder Gewürz verwendet werden. Bei Magenproblemen und Verdauungsbeschwerden hilft außerdem Basilikum.

Zahnbelag

Die Zahnpflege ist für unsere Gesundheit sehr wichtig. Sie erhält nicht nur die Zähne und das Zahnfleisch gesund: Probleme mit Zähnen und Zahnfleisch werden auch für viele Erkrankungen verantwortlich gemacht.

Weiße Zähne, ein positiver Nebeneffekt der Ölziehkur.

Die Ölziehkur ist die ideale Ergänzung zum täglichen Zähneputzen. Beim Ölziehen werden Zahnbeläge (Plaque) angelöst, so daß diese sich beim Zähneputzen mit der Zahnbürste leichter entfernen lassen.

Die Zähne werden nach und nach immer weißer. Bereits nach ein bis zwei Wochen zeigt sich ein strahlendes Weiß. Sogar an den schwer erreichbaren Stellen verschwindet der Zahnbelag von Tag zu Tag mehr.

Auch bei Rauchern zeigen die Zähne wieder ein schönes Weiß. Und ein weiterer positiver Nebeneffekt: Durch die gründlich von Zahnbelag gereinigten Zähne treten auch weitaus seltener Probleme mit dem Zahnfleisch auf.

Tip: Rühren Sie bei jedem Zähneputzen ein bis zwei Tropfen Sonnenblumenöl oder ein anderes Pflanzenöl in die Zahncreme ein.

Zahnfleischentzündungen

Wenn man Zahnfleischentzündungen verhindern will, muß man das Zahnfleisch stärken. Man geht davon aus, daß Zahnfleischentzündungen durch Bakterien verursacht werden.

Durch die Ölziehkur werden Bakterien und Giftstoffe entfernt, das ist die ideale Voraussetzung zur Stärkung des Zahnfleisches. Besonders schnell wirkt die Ölziehkur mit einem Tropfen Teebaumöl. Eine Massage des Zahnfleisches (siehe auch Seite 84f.) verstärkt den heilenden Effekt. Reiben Sie dabei das Zahnfleisch mit Daumen und Zeigefinger, wobei der Zeigefinger außen arbeitet. Eine solche Massage fördert zusätzlich die Durchblutung des Zahnfleisches.

Aufgrund ihrer reinigenden Wirkung ist die Ölziehkur vor allem zur Vorbeugung gegen Karies geeignet.

Weitere Hilfe bei Zahnfleischentzündungen

Geben Sie 3 Tropfen Teebaumöl in ein Glas Wasser und gurgeln Sie damit nach dem Zähneputzen. Die Entzündungen heilen dadurch schneller ab.

Zahnschmerzen

Zahnschmerzen sind immer ein Zeichen dafür, daß etwas nicht in Ordnung ist. Um den Besuch beim Zahnarzt wird man also nicht herumkommen.

Nelkenöl ist ein erprobtes Hausmittel bei Zahnschmerzen.

Lindernd kann die Ölziehkur einwirken, besonders dann, wenn ein Tropfen Nelkenöl zugesetzt wird, das als erprobtes Hausmittel gegen Zahnschmerzen gilt.

Da Zahnschmerzen meist durch Karies oder Vereiterungen an den Wurzeln verursacht werden, ist die Ölkur vor allem zur Vorbeugung geeignet, da die kariesverursachenden Bakterien gründlich entfernt werden.

Weitere Hilfe bei Zahnschmerzen

Homöopathisch hat sich die Kamille bewährt.

Schmerzlindernd wirkt sich auch Gurgeln mit einem wässrigen, warmen Nelkenauszug aus. Anhaltender ist die Wirkung, wenn man die Gewürznelken selbst kaut.

Verwandte Verfahren und Varianten der Ölziehkur

Neben der Ölziehkur gibt es eine Reihe weiterer Verfahren, die in ihrer Wirkung der Ölziehkur ähneln und ebenso mit Pflanzenölen arbeiten. Das Prinzip ist jeweils gleich: Die Öle ziehen Schadstoffe aus Haut und Schleimhäuten und wirken zusätzlich als Reiztherapie. Durch gezielten Einsatz wird eine direkte Wirkung auf bestimmte Körperpartien erreicht.

Alternativ zur Ölziehkur gibt es eine Vielzahl verwandter oder ähnlicher Verfahren, die jeweils auch auf dem Prinzip der Entgiftung basieren: z. B. Ganzkörperentgiftung, Wickel, Pflaster und Packungen, Massagen oder Ayurveda.

Häufig quälen uns lokal auftretende Schmerzen wie Rückenschmerzen oder Muskelverspannungen. Diese können durch den Einsatz von Pflanzenölen gemildert oder ganz beseitigt werden.

Ganzkörperentgiftung

Die Haut ist unser größtes Organ. Sie ist sowohl in der Lage, Schadstoffe abzugeben als auch Vital- und Wirkstoffe aufzunehmen. Die Linolsäure wird über die Haut vom Körper aufgenommen. Daher sollte man regelmäßig, zum Beispiel an einem ruhigen Wochenende, eine Ganzkörperentgiftung durchführen. Versuche haben gezeigt, daß beispielsweise Menschen, denen Teile des Dünndarms entfernt wurden, auf Pflanzenöle gut reagieren, wenn man ihnen diese auf die Haut aufträgt. Aufgrund der verordneten fettfreien Ernährung haben sie nämlich häufig unter trockenen und schuppigen Hautausschlägen zu leiden.

Ganzkörper-Ölziehkur

Reiben Sie Ihren ganzen Körper mit 50 ml angewärmtem Sonnenblumenöl ein. Massieren Sie es sanft, aber ausdauernd mehrere Minuten lang ein, bis die Haut das Öl scheinbar völlig aufgenommen hat. Wickeln Sie sich im Anschluß daran in ein Leintuch ein und ruhen Sie dann 10 – 20 Minuten, um das Öl auf Ihren Körper einwirken zu lassen.

Während dieser Zeit sollten Sie sich richtig entspannen und ruhen. Anschließend duschen Sie sich mit einer milden Duschlotion ab, aber vermeiden Sie zu heißes Wasser. Zum Schluß noch einmal ruhen, damit diese Maßnahme auch ihre volle Wirkung entfalten kann.

Tip: Sie können für die Ganzkörper-Ölziehkur auch ein anderes leichtes Pflanzenöl verwenden, besonders bewährt hat sich hier zum Beispiel Olivenöl.

Wickel und Packungen

Auch für die äußerliche Anwendung bei Wickeln und Packungen sollten nur hochwertige Öle verwendet werden.

Wickel und Packungen können an kleinen und größeren Bereichen, aber auch am ganzen Körper durchgeführt werden. So wird über die gesamte Haut entgiftet, und Nährstoffe werden aufgenommen. Bei Wickeln und Packungen wird die Haut mit einem Ölfilm versehen. Anschließend wird das Öl nicht in die Haut einmassiert, sondern bleibt auf der Haut.

Anwendung: Die gewünschte Partie oder den ganzen Körper mit einem Pflanzenöl, z. B. Olivenöl oder Sonnenblumenöl, dick einreiben. Die eingeriebene Stelle mit einem Leintuch gut abdecken, damit Kleidung oder Bettwäsche nicht verschmutzt werden. Dann 20 Minuten ruhen. Zum Schluß den Körper oder die Körperpartie gründlich mit einer milden Duschlotion reinigen (waschen oder duschen).

Ölpflaster

Eine andere Methode ist das Ölpflaster, das in seiner Wirkungsweise Wickeln und Packungen ähnelt, aber einfacher in der Anwendung ist und länger auf der entsprechenden Hautpartie verbleiben kann. Verwenden Sie dazu Strips aus der Apotheke. Darauf geben

Sie einige Tropfen Pflanzenöl. Den Strip auf die gewünschte Körperpartie aufkleben und über Nacht einwirken lassen. Mit einem Ölpflaster können Sie allerdings nur kleine Teile des Körpers behandeln.

Ideal geeignet zur Behandlung kleiner Körperstellen ist das Ölpflaster.

Haar- und Kopfhautpackung

Haare und Kopfhaut sind besonders bei Menschen mit einem gestörten Immunsystem oft glanzlos und schuppig. Auch Entzündungen auf der Kopfhaut kommen nicht selten vor.

Pflanzenöle, hier besonders das Olivenöl, haben eine ausgezeichnete Wirkung auf Haar und Kopfhaut. Durch Packungen mit Ölen wird das Haar wieder glänzend und kräftig, die Kopfhaut befreit von Schuppen und gesund. Die Tätigkeit der Talgdrüsen wird normalisiert.

Anwendung: Erwärmen Sie etwa 20 ml Olivenöl auf Körpertemperatur. Waschen Sie Ihr Haar. Leicht abtrocknen und das Olivenöl einmassieren. Mit einem Handtuch umwickeln und mindestens 20 Minuten, besser über Nacht, einwirken lassen. Dann mit einem milden Shampoo auswaschen. Diese Behandlung können Sie wöchentlich wiederholen.

Tip: Bewährt hat sich auch eine Mischung aus Olivenöl, Melissen-Mazerat und Kürbiskernöl, jeweils zu gleichen Teilen gemischt.

Massage

Massage hilft bei Verletzungen, Beschwerden und Verspannungen, dient aber auch dem allgemeinen Wohlbefinden. Bei Erkrankungen entscheidet in der Regel der Arzt, ob eine Massage angezeigt ist. In diesem Fall sollte sie von einem Masseur vorgenommen werden. Bei Verspannungen und zum allgemeinen Wohlbefinden können Sie die Massage selbst durchführen oder von Ihrem Partner

Bei Erkrankungen entscheidet der Arzt, ob eine Massage angebracht ist.

Selbstgemachte Massageöle

- **Neutrales Massageöl**

Sie benötigen: 50 ml Sonnenblumenöl, 40 ml Olivenöl, 10 ml Sojaöl

Herstellung: Sonnenblumen-, Oliven- und Sojaöl in eine Schüssel geben und gut verrühren. Anschließend in eine Flasche abfüllen. Das Massageöl ist 6 Monate haltbar.

- **Kräuter-Massageöl**

Sie benötigen: 40 ml Sonnenblumenöl, 20 ml Olivenöl, 20 ml Mandelöl, 15 ml Tween 80 (oder einen anderen Emulgator mit gleicher Wirkung), 3 Tropfen Teebaumöl, 2 Tropfen Rosmarinöl, 2 Tropfen Melissenöl, 2 Tropfen Lavendelöl

Herstellung: Die Pflanzenöle in einer Schüssel sorgfältig miteinander verrühren. Dann den Emulgator zugeben und alles nochmal verrühren. In eine Flasche füllen. Das Massageöl ist 6 Monate haltbar. Vor Gebrauch schütteln.

- **Duft-Massageöl**

Sie benötigen: 20 ml Mandelöl, 20 ml Sojaöl, 20 ml Olivenöl, 20 ml Weizenkeimöl, 15 ml Tween 80, 4 Tropfen Mandarinenöl, 3 Tropfen Jasminöl, 3 Tropfen Neroliöl, 3 Tropfen Rosenöl

Herstellung: Die Pflanzenöle in einer Schüssel sorgfältig miteinander verrühren. Den Emulgator sowie die ätherischen Öle zugeben und alles nochmal verrühren. In eine Flasche füllen. Haltbarkeit: 6 Monate. Vor Gebrauch schütteln.

durchführen lassen. Verwenden Sie hierzu ein dem Anlaß entsprechendes Massageöl, beispielsweise ein Kräuter-Massageöl oder ein Duft-Massageöl.

Anwendung: Massieren Sie in die betroffene Stelle sanft ein Pflanzenöl – besonders gut hat sich natives Olivenöl bewährt – oder ein Massageöl solange ein, bis das Öl vollständig von der Haut aufgenommen wurde. Die Massage sollte mindestens mehrere Minuten andauern.

Selbstgemachte Massageöle für das Zahnfleisch

- **Zahnfleisch-Massageöl**

Sie benötigen: 10 ml Sesamöl, 40 ml Sonnenblumenöl, 3 Tropfen Teebaumöl

Herstellung: Sesamöl und Sonnenblumenöl in eine kleine Schüssel geben und verrühren. Teebaumöl zugeben, noch einmal verrühren und in eine saubere Flasche füllen. Haltbarkeit: etwa 6 Monate.
Tip: Sie können das Zahnfleisch auch mit einem reinen Pflanzenöl massieren, beispielsweise mit Sesamöl, das bevorzugt in der ayurvedischen Heilkunde eingesetzt wird.

- **Melissen-Zahnfleischöl**

Sie benötigen: 10 ml Mandelöl, 20 ml Sonnenblumenöl, 20 ml Olivenöl, 4 Tropfen Melissenöl

Herstellung: Mandelöl, Sonnenblumenöl und Olivenöl in eine kleine Schüssel geben und verrühren. Melissenöl zugeben, erneut verrühren und in eine saubere Flasche füllen. Haltbarkeit: etwa 6 Monate.

Regelmäßige Zahnfleischmassagen helfen Zahnfleischentzündungen vorzubeugen.

Zahnfleischmassage

Zahnfleischentzündungen (Parodontose) treten heute bei vielen Menschen auf. Meist entstehen sie durch mangelnde Zahnhygiene. Sie können aber auch bei verschiedenen Erkrankungen beispielsweise im Magen- und Darmbereich auftreten. Im schlimmsten Fall kann Zahnfleischschwund sogar zum Verlust gesunder Zähne führen. Vorbeugend, aber auch bei bereits aufgetretenen Entzündungen hilft eine regelmäßige Massage des Zahnfleisches. So wird die Durchblutung angeregt und die Heilung gefördert. Das Zahnfleisch sollte dabei allerdings nicht verletzt werden.

Anwendung: Die Zähne gründlich putzen. Dann etwas Zahnfleisch-Massageöl auf die saubere Zahnbürste geben und damit das Zahnfleisch etwa zwei Minuten massieren. Den Mund ausspülen und noch einmal mit etwas Zahncreme durchputzen.

Naturheilverfahren

Naturheilverfahren basieren auf langen Erfahrungen und Traditionen. Sie haben sich im Laufe von Jahrhunderten, teilweise sogar von Jahrtausenden entwickelt. Ihr Ursprung liegt in einer Zeit, in der die Menschen noch im Einklang mit sich und der Natur gelebt haben.

Während die Schulmedizin häufig eine klare Trennlinie zwischen Körper und Geist zieht, gehen natürliche Heilweisen davon aus, daß der Mensch ein lebendiger Organismus ist, der Körper, Geist und Seele umfaßt.

Allen Naturheilverfahren ist eines gemeinsam: der ganzheitliche Aspekt, der auch eine Individualisierung der Behandlungsmethode ermöglicht. Für die Erstellung der Diagnose werden nicht nur die Symptome oder die Krankheit selbst berücksichtigt, sondern der gesamte Körper und Geist miteinbezogen. Die Krankheit wird nicht isoliert betrachtet und behandelt, neben seelischen Zuständen werden die verschiedenen Körperteile, Symptome sowie körperliche Veränderungen untersucht. Außerdem wird die Behandlung während des gesamten Krankheitsverlaufes den veränderten Symptomen angepaßt, um so ganz gezielt behandeln zu können. Der Einheit von Körper und Geist kommt eine besonders große Bedeutung zu. In der heutigen Schulmedizin wird, teilweise auch aus Zeitmangel, mit Antibiotika immer noch ein breites Spektrum an Erkrankungen abgedeckt. Der Mensch als Individuum wird dabei nicht wahrgenommen.

Natürliche Heilmethoden erfreuen sich heute wieder großer Beliebtheit und können vielfach dort Hilfe bringen, wo die Schulmedizin an ihre Grenzen stößt bzw. wo eine Behandlung mit starken Medikamenten nicht notwendig ist. Inzwischen gibt es viele Ärzte, die sowohl naturheilkundlich als auch schulmedizinisch-orientiert behandeln. Diese sicherlich sinnvolle Kombination kommt den Interessen der Patienten entgegen. Welches Naturheilverfahren für den Einzelfall geeignet ist, hängt stark von der bestehenden Erkrankung ab. Die Diagnose muß auf jeden Fall ein Arzt oder Heilpraktiker stellen. Oft kommen verschiedene Methoden in Frage. Dann entscheidet der Arzt – aber auch das persönliche Empfinden des Betroffenen, der von der gewählten Methode überzeugt sein muß, wird in den Entscheidungsprozeß miteinbezogen. Ergänzen sich verschiedene Therapien gegenseitig, kann auch eine Kombination aus mehreren Methoden das Mittel der Wahl sein.

Natürliche Heilverfahren liegen im Trend. Da ihnen der Ganzheitsaspekt bei der Diagnostizierung und Behandlung zugrunde liegt, können sie häufig dort weiterhelfen, wo die Schulmedizin an ihre natürlichen Grenzen stößt.

Pflanzliche Öle sowie ölhaltige Saaten und Früchte sind Bestandteil vieler natürlicher Behandlungsmethoden. Häufig werden sie dazu verwendet, um den Körper zu reinigen und zu aktivieren.

Ayurveda

Bei Ayurveda handelt es sich um eine alte indische Heilweise, die – wie andere fernöstliche Heilweisen auch – den Menschen ganzheitlich und als Individuum betrachtet. Deshalb müssen Körper und Geist, um gesund zu sein, im richtigen Verhältnis zueinander stehen. Wenn Körper, Geist und Bewußtsein aus dem Gleichgewicht geraten, sind Krankheiten die Folge. Deshalb hat dieses ganzheitliche medizinische System in erster Linie auch nicht die Behandlung

Die Erstverschlimmerung

Eine Erstverschlimmerung kann vor allem bei natürlichen Behandlungsmethoden auftreten, z. B. bei der Anwendung homöopathischer Medikamente. Sie verstärkt zunächst die vorhandenen Symptome, und man fühlt sich schlechter als zuvor.

Wer sich mit Naturheilweisen beschäftigt, kennt auch den Begriff »Erstverschlimmerung«. Die vorhandenen Symptome verstärken sich nach dem Einsetzen der Therapie, wir fühlen uns zunächst schlechter als vor der Behandlung. Besonders häufig tritt dieser Zustand bei der Anwendung homöopathischer Medikamente auf.

Teilweise geht man auch davon aus, daß eine weitere Krankheit, die bis zu diesem Zeitpunkt noch gar nicht diagnostiziert wurde, deutlicher in Erscheinung tritt. Die beiden Krankheiten beeinflussen sich dann gegenseitig bzw. die Symptome der »verdeckten« Krankheit treten deutlicher in Erscheinung, weil die diagnostizierte, behandelte Krankheit langsam abheilt.

Die Erstverschlimmerung stellt keine Gefahr dar – wenn es sich wirklich um eine solche handelt und nicht um eine tatsächliche Verschlimmerung der Krankheit. Der Zustand bzw. der weitere Verlauf sollte daher genau beobachtet werden, vor allem dann, wenn dem Körper Medikamente zugeführt wurden oder der Körper durch Reiztherapie oder eine andere Therapie beeinflußt wird. Wie die Symptome der Erstverschlimmerung aussehen, richtet sich nach den bisherigen Krankheitssymptomen; es können aber auch andere Symptome hinzu kommen.

Die Erstverschlimmerung kann auch bei der Ölziehkur auftreten, sollte allerdings spätestens nach einigen Tagen abklingen. Wichtig ist es in diesem Fall, die Ölziehkur regelmäßig und sorgfältig weiter durchzuführen, da sonst eine gründliche Ausheilung oder langfristige Besserung nicht erreicht wird.

einer bestimmten Krankheit zum Ziel, sondern die Rückführung des Menschen zu seinem seelischen Gleichgewicht sowie die Wiedererlangung seiner Einheit mit der Natur. Eine zentrale Rolle spielen dabei Ernährung, verschiedene Heilpflanzen – und Pflanzenöle.

Ernährung, Heilpflanzen und Pflanzenöle spielen eine zentrale Rolle im ayurvedischen Heilsystem.

Hauptsächlich wird Sesamöl verwendet, daneben kommen aber auch andere Öle wie beispielsweise Rizinusöl, Kokosnußöl, Maisöl oder Sonnenblumenöl zum Einsatz. In der ayurvedischen Heilweise wird der Mundhygiene eine große Bedeutung beigemessen, der Mundraum wird gründlich mit Sesamöl gereinigt. Daran läßt sich auch gut eine Parallele zur Ölziehkur ziehen. Auch die Aromatherapie hat in der indischen Heilkunde ihren festen Platz.

Ayurveda hat sich in den letzten Jahren auch bei uns als naturheilkundliche Behandlungsweise und natürliche Lebensform etabliert. In einigen Restaurants erhält man beispielsweise Speisen nach den Richtlinien der ayurvedischen Ernährungslehre. Hierbei wurden zum Teil auch pflanzliche Öle, häufig Sesamöl, verarbeitet.

Pflanzenheilkunde (Phytotherapie)

Die Pflanzenheilkunde gehört zu den ältesten Heilmethoden der Menschheit. Viele Entdeckungen zu einzelnen Pflanzen wurden eher zufällig gemacht, allerdings arbeitete man schon früh gezielt darauf hin, ihre Heilkräfte zu erkennen und zu nutzen. Das Wissen um die Heilkräfte von Pflanzen und Kräutern wurde von Generation zu Generation weitergegeben. Besonders in Klöstern wurde dieses Wissen gesammelt. Die alten, überlieferten Rezepte leisten uns teilweise auch heute noch wertvolle Dienste.

Der Wirkung von Heilpflanzen kommt insbesondere bei der Homöopathie große Bedeutung zu.

Früher wurden die Pflanzen oder bestimmte Pflanzenteile direkt verwendet. Im Laufe der Zeit entwickelte man jedoch Aufbereitungsformen, die bestimmte pflanzliche Inhaltsstoffe herausziehen konnten, um ihre weitere Anwendung zu vereinfachen.

Die heilenden Eigenschaften von Kräutern lassen sich auf vielfältige Weise nutzen: als Tee, Sirup oder Saft, Tinktur, Kräuterkissen, Badezusatz u.v.m. Bei sachgemäßer Anwendung weisen Heilpflanzen keine oder nur sehr geringe Nebenwirkungen auf.

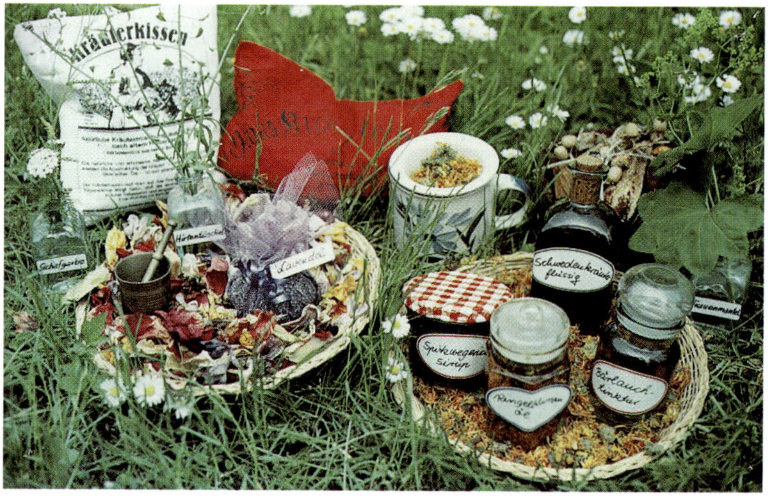

Wenngleich inzwischen ein großer Teil der heilenden Wirkung von Pflanzen durch wissenschaftliche Studien belegt ist, spielt in vielen Bereichen die Erfahrung immer noch eine große Rolle. Bereits in alten Kräuterbüchern aus der Antike und dem Mittelalter sind die Wirkungen von Heilpflanzen beschrieben, die auch heute noch ihre Gültigkeit haben.

Heilpflanzen nehmen in der Homöopathie neben Mineralien und tierischen Stoffen einen großen Bereich ein, aber auch bei vielen anderen natürlichen Heilmethoden wird die Wirkung von Pflanzen und Heilkräutern eingesetzt, z. B. in Form von Tees, Säften, wässrigen, alkoholischen und öligen Auszügen.

Vielfach werden Heilpflanzen im Kräutergarten angebaut. Auch in der Natur finden wir eine Vielzahl an Pflanzen, deren heilende Wirkung wir uns zunutze machen können. Hier gilt natürlich: Es wird nur gesammelt, was wir auch eindeutig identifizieren können. Die Verarbeitung von gesammelten Pflanzen oder Pflanzen aus dem Kräutergarten muß schonend und sorgsam vorgenommen werden, damit sie nicht verderben und die wirksamen In-

Heilpflanzen haben keine oder nur geringe Nebenwirkungen – sachgemäße Anwendung vorausgesetzt.

haltsstoffe erhalten bleiben. Der Laie wird jedoch hauptsächlich auf Teemischungen oder fertige Aufbereitungen zurückgreifen.

Der Vorteil von Heilpflanzen ist, daß sie bei sachgemäßer Anwendung keine oder nur geringe Nebenwirkungen aufweisen. Für den Erfolg der Behandlung mit Heilpflanzen ist die Auswahl der richtigen Pflanze von entscheidender Bedeutung. Denn jede Heilpflanze hat eine bestimmte Wirkung auf unseren Körper. Es werden jeweils die Pflanzenteile verwendet, in denen die Wirkstoffe in der richtigen Konzentration und Zusammensetzung enthalten sind. Dies können die Wurzeln, Blüten, Blätter oder Früchte sein, teilweise aber auch das ganze Kraut. Heute werden die Heilpflanzen und deren Auszüge schonend und sorgfältig hergestellt und haltbar gemacht. Dadurch steht uns die Heilwirkung nicht nur während der Wachstumsphase der einzelnen Pflanzen, sondern das ganze Jahr über zur Verfügung.

Heilkräuter dürfen nicht unkritisch und nicht ohne Fachkenntnisse eingesetzt werden.

Heilkräuter können die vom Arzt empfohlene Therapie begleiten und unterstützen. Es gibt allerdings auch Pflanzen, die Vergiftungen hervorrufen und in schlimmen Fällen zu schweren Schädigungen des Körpers oder sogar zum Tode führen können. Eine Sachkenntnis über die Heilpflanzen und deren Anwendung ist also unerläßlich. Heilpflanzen sollten deshalb nicht unkritisch und nicht ohne entsprechende Kenntnisse verabreicht werden.

Auf Symptome achten

Viele Krankheiten und Beschwerden lassen sich mit Heilkräutern heilen, lindern, oder man kann ihnen vorbeugen. Aber auch hier gilt, daß man eine Diagnose durch den Arzt benötigt, um eine gezielte Behandlung zu gewährleisten. Häufig können Symptome Krankheiten überdecken, die für den Laien unerkannt bleiben.

Homöopathie

Die Homöopathie wurde von dem deutschen Arzt Samuel Friedrich Christian Hahnemann begründet. Er ging von dem Ansatz aus, daß Pflanzen, Mineralien oder tierische Stoffe, die in hoher Dosierung die gleichen Symptome wie die Erkrankung hervorrufen, in sehr geringer Dosierung die Krankheit heilen könnten. Der Grundsatz lautete: »Ähnliches mit Ähnlichem zu heilen.« Dieser ganzheitliche Ansatz geht auf Hippokrates zurück. In der Homöopathie werden Stoffe potenziert, d. h. verdünnt. Niedrige Potenzen wie D2 oder D3 sind noch verhältnismäßig hoch konzentriert, in den Mittelpotenzen D6 – D18 ist die Konzentration schon deutlich geringer. Für Hochpotenzen, D30 und höher, gilt die Annahme, daß sich die Kraft der Substanz in der Verdünnung gelöst hat. Noch in ganz geringen Verdünnungen (Hochpotenzen), in denen eigentlich keine Wirkung mehr vorhanden sein kann, soll Heilkraft stecken – auch dann, wenn die ursprüngliche Substanz gar nicht mehr nachzuweisen ist.

Die in der Homöopathie verarbreichten Heilmittel rufen vergleichbare Krankheitssymptome hervor, wodurch die körpereigenen Selbstheilungskräfte angeregt werden.

Da es auch bei homöopathischen Behandlungen zu einer Erstverschlimmerung kommen kann, ist es wichtig, den Körper genau

Ganzheitlich betrachtet

Wie bei anderen naturheilkundlichen Verfahren auch steht bei der Homöopathie die Diagnose und die Beurteilung des ganzen Menschen im Vordergrund. Die Medikamente werden im Krankheitsverlauf dem veränderten Erscheinungsbild und den Symptomen angepaßt. Für den Homöopathen sind der Mensch und sein Verhalten wichtig. Veränderungen des seelischen Zustandes können demzufolge ebenso auf die Krankheit hinweisen wie beispielsweise eine Blutuntersuchung.

zu beobachten und die Behandlung von einem erfahrenen Homöopathen durchführen zu lassen.

Die Homöopathie hat sich besonders bei chronischen Erkrankungen bewährt und oft in Bereichen, in denen die Schulmedizin versagt. Teilweise werden mit homöopathischen Anwendungen sensationelle Erfolge erzielt. Skeptiker behaupten, daß Medikamente in der Form, wie sie verabreicht werden, keine Wirkung erzielen können. Dagegen sprechen eindeutig die Erfolge bei Kindern und Tieren, die gleichermaßen gut auf eine homöopathische Behandlung reagieren. Denn bei ihnen spielt der sogenannte Placeboeffekt keine Rolle, da sie ihren Körper nicht über die Kraft des Bewußtseins und damit auch nicht die Erkrankung beeinflussen können. Heute gibt es überall Homöopathen, aber auch in den Praxen der Ärzte setzt sich die Homöopathie als gleichwertige Behandlungsmethode immer mehr durch. Eine Kombination aus Schulmedizin, Homöopathie und anderen Naturheilverfahren kann in vielen Fällen sehr sinnvoll sein.

Die Homöopathie wird in der Regel von speziell dafür ausgebildeten Ärzten betrieben – den Homöopathen.

Die Reiztherapie

Die Reiztherapie, auch Umstimmungstherapie genannt, gehört zu den Methoden der Erfahrungsheilkunde. Verschiedene ausgewählte Substanzen, die einen Reiz auslösen sollen, werden auf bestimmte Körperpartien aufgetragen, eingenommen oder vom Arzt bzw. Heilpraktiker gespritzt. Durch den ausgelösten Reiz soll der Körper aktiviert und umgestimmt werden, so daß eine Besserung der Beschwerden und der Gesamtsituation eintritt.

Hierbei werden Substanzen auf bestimmte Körperpartien aufgetragen, die einen Reiz auslösen und dadurch eine Besserung der Beschwerden hervorrufen.

Pflanzenöle eignen sich, äußerlich angewendet, als Reiztherapie. Bevor die schmerzende Körperstelle mehrere Minuten lang sanft mit dem Pflanzenöl eingerieben wird, erwärmt man dieses auf Körpertemperatur.

Der Körper erkennt, daß es sich bei den aufgetragenen Pflanzenölen um körperfremde Fette handelt, und reagiert an der be-

Die Reiztherapie mit Pflanzenölen ist besonders geeignet bei Arthritis, Bandscheibenproblemen, Muskelschmerzen, Schwellungen, Verspannungen und Verstauchungen.

handelten Stelle mit verstärkter Durchblutung und Erwärmung. Deshalb eignen sich für die Reiztherapie besonders Pflanzenöle, die sich in ihrer Zusammensetzung deutlich vom Körperfett unterscheiden.

Olivenöl und Kürbiskernöl haben sich in der Praxis besonders gut bewährt. Auf die Haut aufgetragen setzen sie lokal Wärme frei. Das Gewebe unter der Haut wird besser durchblutet, und die Abwehrkräfte des Körpers werden aktiviert. Schmerzen werden gemildert oder verschwinden ganz.

Bei folgenden Beschwerden und Erkrankungen hat sich die äußerliche Pflanzenöl-Reiztherapie besonders bewährt:

- Arthritis
- Bandscheibenprobleme
- Muskelschmerzen
- Schwellungen
- Verspannungen
- Verstauchungen

Gleichzeitig wirkt diese Therapie – wie viele andere Pflanzenöl-Anwendungen auch – entgiftend und ableitend.

Pflanzenöle sind nicht nur für die äußerliche Anwendung empfehlenswert, sie sind ein entscheidender Bestandteil unserer Ernährung. Sojaöl ist z. B. besonders reich an ungesättigten Fettsäuren.

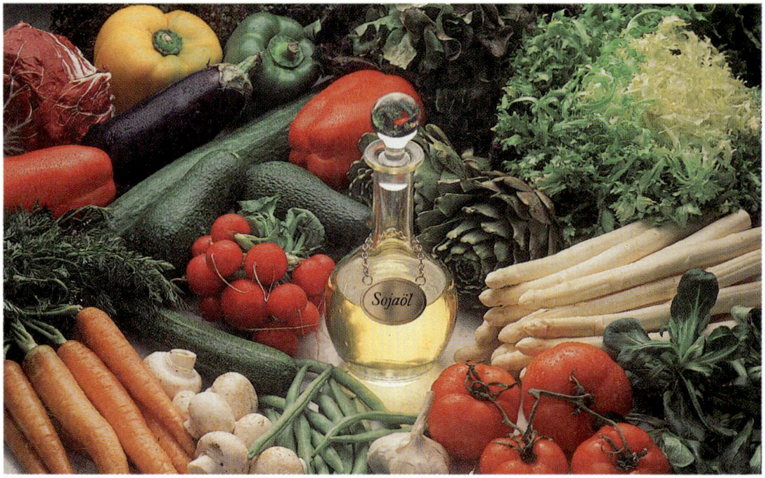

Pflanzenöle in unserer Ernährung

Pflanzenöle sind wichtige Geschmacksträger und notwendig, um die fettlöslichen Vitamine aufzunehmen.

Pflanzenöle sind ein überaus wichtiger Bestandteil unserer Ernährung: Sie versorgen uns mit essentiellen Fettsäuren, d. h. mit Stoffen, die unser Körper nicht selbst herstellen kann. Mit ihrer Hilfe können wir die öllöslichen Vitamine in vielen Pflanzen aufschließen und aufnehmen. Selbst bei einer strengen Diät sollte deshalb täglich mindestens ein Eßlöffel gutes Pflanzenöl verwendet werden.

Pflanzliche Öle haben noch eine weitere positive Eigenschaft. Sie sind ein wichtiger Geschmacksträger; viele Aromen können sich erst dann entfalten, wenn Pflanzenöle in der Nahrung enthalten sind.

Hochwertige Fette mit der Nahrung aufnehmen

Die Menschen in Mitteleuropa nehmen etwa 40 % der Energie in der Nahrung durch Fette und Öle auf. In den letzten 40 – 50 Jahren hat sich die Zusammensetzung unserer Nahrung deutlich geändert. Die meisten Menschen nehmen mengenmäßig deutlich zuviel – und vor allem minderwertige – Fette auf. Qualitativ hochwertige Fette fehlen häufig in unserer Nahrung.

Ernährungsempfehlungen zufolge soll man täglich 80 – 90 g hochwertige Fette mit der Nahrung aufnehmen. Vorsicht: In vielen Nahrungsmitteln sind sogenannte versteckte Fette enthalten, häufig tierische Fette, die unsere Blutfettwerte und unseren Cholesterinspiegel erhöhen. Mit der Folge, daß der Blutdruck steigt und damit auch das Risiko für einen Herzinfarkt und Schlaganfall. Nicht umsonst spricht man vom »Sonntagsbraten« – tierische Fette sollten nämlich nur in Maßen genossen werden.

Vorsicht vor den versteckten Fetten in der Nahrung!

Ganz entscheidend – die Qualität der Öle

Viel zu häufig werden raffinierte, mit Lösungsmitteln extrahierte Pflanzenöle verwendet. Sie sind meist preisgünstig, enthalten oft aber deutlich weniger Vitalstoffe als kaltgepreßte Öle. Auch handelt es sich nicht immer um reine Pflanzenöle von einer Pflanze, sondern teilweise um eine Ölmischung, die aus verschiedenen, billigen Ölsaaten gewonnen wird.

Zu Rohkost und Salaten stellen Pflanzenöle eine ideale Zutat dar. Da sie nicht erhitzt werden müssen, bleiben die wertvollen Inhaltsstoffe voll erhalten. Obwohl ein Teil der Inhaltsstoffe bei der Zubereitung von warmen Speisen verlorengeht, sollten Sie auch hier nur erstklassige pflanzliche Öle verwenden.

Verwenden Sie nur hochwertige, kaltgepreßte Pflanzenöle – die Vorteile gegenüber minderwertigen Ölen rechtfertigen den finanziellen Mehraufwand auf jeden Fall. Und für die Verwendung in der Küche wirken sich die Mehrkosten nur geringfügig aus.

Die gesunde Mittelmeerküche basiert auf der Verwendung von Olivenöl, das reich an ungesättigten Fettsäuren ist.

Wie eng Ernährung und Gesundheit zusammenhängen, kann man auch daran erkennen, daß im Mittelmeerraum einige Erkrankungen wie Prostataprobleme oder Herzerkrankungen deutlich seltener auftreten: In der gesunden Mittelmeerküche wird bevorzugt mit viel Olivenöl, Kürbiskernen und Kürbiskernöl gekocht. Durch Pflanzenöle in unserer Ernährung werden unserem Körper Substanzen zugeführt, die auch für unser Aussehen und den Gesundheitszustand der Haut sehr wichtig sind. Wer tierische Fette in der Ernährung durch gute pflanzliche Öle ersetzt, bekommt ein frischeres gepflegteres Aussehen.

Empfohlene Literatur

Ölziehkur/Heilpflanzen

Braunschweig, Ruth von: Pflanzenöle. 30 starke Helfer für die Gesundheit; Gräfe und Unzer, München 1998

Hellmiß, Margot: Pflanzenöle; Droemer/Knaur, München 1998

Pahlow, M.: Das große Buch der Heilpflanzen; Gräfe und Unzer Verlag, München 1989

Waniorek, Linda und Axel, Gesundheit und Schönheit durch Aloe Vera; mvg-verlag, Landsberg am Lech 1998

Waniorek, Linda und Axel, Kürbis und Kürbiskernöl; mvg-verlag, Landsberg am Lech 1997

Waniorek, Linda und Axel, Teebaum-Öl; mvg-verlag, Landsberg am Lech 1995

Wolfram, Katharina: Die Ölzieh-Kur. Heilung durch Entgiftung; Goldmann, München 1997

Aromatherapie

Grosjean, N.: Aromatherapie; Goldmann, München 1995

Nussbaumer, Rita/Vogel, Theo: Düfte für Körper und Seele, Midena, Augsburg 1996

Nussbaumer, Rita: Aromatherapie und Massage; Seehammer, Wien 1997

Ayurveda

Sachs, M.: Ayurveda – natürlich schön und gesund; Windpferd, 1996

Schramm, M.: Altindische Heilungswege; Jopp, Wien 1997

Verma, V.: Gesund und vital durch Ayurveda; Scherz, München 1995

Sachregister